临床助产与保健

供助产、临床医学（妇幼方向）专业用

U0206167

主　审　余友霞　江领群

主　编　魏琳娜　贾　佳　杨娟

副主编　陈　娅　时元菊　史　甜　张　琴

编　者　（以姓氏笔画为序）

毛佳伊（重庆市妇幼保健院）

史　甜（重庆市妇幼保健院）

刘　莹（重庆医药高等专科学校）

刘川峡（重庆市妇幼保健院）

刘亚敏（重庆市妇幼保健院）

李　瑶（重庆市妇幼保健院）

杨　娟（重庆市妇幼保健院）

时元菊（重庆市妇幼保健院）

张　琴（重庆医药高等专科学校）

陈　娅（重庆市妇幼保健院）

哈　梅（重庆医药高等专科学校）

贾　佳（重庆医药高等专科学校）

熊　蕾（重庆市妇幼保健院）

魏琳娜（重庆市妇幼保健院）

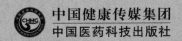

中国健康传媒集团

中国医药科技出版社

内 容 提 要

本教材按助产士临床岗位任务要求设置内容，结合产科临床现状与产科前沿发展理念，优化教材结构，完善专业内容，以提升行业人员助产及围产期护理的专业能力、满足助产行业发展的现实需要为目的，以校企合作、多元协同为原则，编写而成。内容包括孕前准备、孕期管理、产科急救，以及分娩期第一、二、三产程的处理技术，具有实用性。

本教材主要供助产、临床医学（妇幼方向）等专业的师生教学使用，也可作为临床在职人员的参考用书。

图书在版编目（CIP）数据

临床助产与保健/魏琳娜，贾佳，杨娟主编. —北京：中国医药科技出版社，2023.12
ISBN 978 - 7 - 5214 - 4340 - 0

Ⅰ. ①临… Ⅱ. ①魏… ②贾… ③杨… Ⅲ. ①助产学 Ⅳ. ①R717

中国国家版本馆 CIP 数据核字（2023）第 246381 号

美术编辑　陈君杞
版式设计　友全图文

出版　**中国健康传媒集团** | 中国医药科技出版社
地址　北京市海淀区文慧园北路甲 22 号
邮编　100082
电话　发行：010 - 62227427　邮购：010 - 62236938
网址　www.cmstp.com
规格　787 × 1092mm $\frac{1}{16}$
印张　$10\frac{3}{4}$
字数　252 千字
版次　2024 年 2 月第 1 版
印次　2024 年 2 月第 1 次印刷
印刷　天津市银博印刷集团有限公司
经销　全国各地新华书店
书号　ISBN 978 - 7 - 5214 - 4340 - 0
定价　**45.00 元**

获取新书信息、投稿、为图书纠错，请扫码联系我们。

为深入贯彻《中华人民共和国职业教育法》及《关于深化现代职业教育体系改革的意见》的相关精神，深化产教融合、"三教"改革，坚持立德树人根本任务，培养具有良好职业素质，熟练掌握助产操作技能，具有职业生涯发展基础的技能型高素质助产人才，并提升行业人员助产及围产期护理的专业能力，满足助产行业发展的现实需要，以校企合作、多元协同为原则，组织具有丰富临床和教学经验的专家共同开发编写本教材。

本教材按助产士临床岗位任务要求设置内容，结合产科临床现状与产科前沿发展理念，优化教材结构，完善专业内容，采用工作手册形式，强化操作能力，注重专业理论的同时，提升了学习者的批判性思维能力和解决实际问题的能力，同时关注学习者职业精神的培养。本教材内容包括孕前准备、孕期管理、产科急救，以及分娩期第一、二、三产程的处理技术，共 8 个项目 25 个任务，并在书后附有孕前和孕期保健指南（2018），具有实用性。同时，每个任务后设有练习题，有助于学生更好地巩固所学知识。本教材主要供助产、临床医学（妇幼方向）等专业的师生教学使用，也可作为临床在职人员的参考用书。

在本教材的编写中，我们得到了各位编者所在单位领导的大力支持，同时参阅和借鉴了国内外学者、专家、同仁的著作、文献资料，吸纳了不少研究成果，有的未能一一标注，在此表示真诚的感谢！由于受编写人员的水平所限，教材中的缺点和不足在所难免，恳请同行及读者批评指正，并真诚的感谢。

编　者
2023 年 11 月

CONTENTS **目录**

1

项目一　孕前准备

学习目标

知识目标

1. 掌握孕前检查的必查项目及其意义。
2. 熟悉孕前检查的备查项目及其意义；孕前保健的主要内容。
3. 了解优生的影响因素。

能力目标

能够为育龄期夫妇进行针对性的优生指导和孕前保健指导。

思政目标

具有耐心、同理心和责任心。

任务一　优生指导

出生缺陷已成为突出的公共卫生问题和社会问题，据《中国出生缺陷防治报告》统计，我国出生缺陷的发生率在5.6%左右，每年新增出生缺陷约90万例，严重威胁着儿童的生命健康，影响家庭幸福和谐，同时不利于国家人口素质提高和社会可持续发展。减少出生缺陷，关键在于预防，对此世界卫生组织（WHO）提出关于出生缺陷的三级预防措施，即防止出生缺陷儿的发生，减少严重出生缺陷儿的出生，针对新生儿疾病的早期筛查、诊断与治疗。优生是在婚前、孕前、孕期和分娩期采取综合干预措施，从而获得优良后代的新型生育方式，优生指导贯穿于出生缺陷的三级预防策略中。明确影响优生的因素，做好优生指导工作，是减少出生缺陷的重要保障。

子任务一　认识影响优生的因素

影响优生的因素主要包括遗传因素和非遗传因素两大方面。

（一）遗传因素

遗传基因是影响出生人口质量的重要因素之一。新生儿的遗传性状是由父母双方基因共同决定的，亲代的遗传特性通过基因遗传给子代，使子代获得或优或劣的性状。优生是改善遗传素质，减少出生缺陷，提高出生人口素质的重要方法。影响优生的基因遗传病主要包括五种：单基因遗传病、常染色体显性遗传病、常染色体隐性遗传病、伴性染色体隐性遗传病、多基因遗传病。隐性遗传疾病在近亲结婚中子代的患病风险超过50%，因此应尽量避免近亲婚育；患有严重多基因遗传病的患者会直接遗传给子代，因此不宜结婚。对遗传病患者及其亲属进行优生指导，可以有效预防出生缺陷患儿的出生，促进优生优育。

（二）非遗传因素

1. 物理和化学因素 在现代生活中，人们不可避免会接触到各种有害的物理和化学因素，影响胚胎和胎儿的正常发育。常见的有害物理因素包括电离和电磁辐射、高温、噪音、高气压、振动等，其中电离辐射是最严重的物理致畸因素，小剂量的电离辐射即可造成月经紊乱、闭经、无精子生成等，大剂量的电离辐射可导致性腺不可逆损伤。常见的有害化学因素包括铅、汞、苯等工业物质、农药、甲醛等。

2. 生物因素 主要包括细菌、病毒、真菌、寄生虫、衣原体、螺旋体等病原微生物，通过生殖道或胎盘感染，造成流产、早产、死产、宫内发育迟缓、先天畸形等，以病毒感染最多见，常见的病毒感染有风疹病毒感染、巨细胞病毒感染和人类免疫缺陷病毒感染。

3. 药物因素 胎盘的屏障功能有限，许多药物如抗癌药、激素、抗菌药等都可以通过胎盘屏障进入胎儿体内或羊水中，造成胎儿畸形。胎龄越小，药物对胎儿的危害则越大，妊娠3个月内是药物致畸最敏感的时期，在此期间用药应特别谨慎。妊娠期的用药原则为安全、有效、适量、必需，尽量选取相对安全、毒副作用较小的药物，充分考虑对胚胎和胎儿的影响，在医生的指导下合理用药。

4. 营养因素 充足合理的营养，有利于生殖功能的维持和性细胞的发育。孕前营养不良会影响生殖细胞的质量，妊娠期营养不良会直接影响胎儿发育。在妊娠早期，营养不良会导致流产或胎儿畸形，妊娠中晚期营养不良则易引起胎儿宫内发育迟缓、早产、死产等。妊娠期营养需满足孕妇自身生理需求和胎儿生长发育需求。

5. 不良生活方式 吸烟、酗酒、吸毒等不良嗜好，以及长期熬夜、缺乏运动锻炼等不健康生活方式，均会对优生造成不良影响。主动或被动吸烟，会造成流产、早产、胎死宫内或胎儿发育迟缓。酒精的致畸作用与饮酒量、酒精含量、胎龄及孕妇自身身体状况有关，胎龄越小，危害越大。男性吸烟或酗酒会造成精子畸形，从而导致子代畸形。长期吸毒会导致性功能障碍，生殖细胞异常。孕妇吸毒会导致流产、早产、胎儿宫内窘迫等，甚至导致新生儿出现戒断综合征，表现为反射亢进、体温异常、过度啼哭、惊厥、吸吮力减弱、腹泻等症状。

6. 心理因素 女性在妊娠期，尤其是妊娠早期会出现明显的心理变化。积极的心态有助于胎儿的生长发育，而孕妇精神紧张、消极焦虑则会影响胎儿各器官分化，影响胎儿中枢神经系统发育，对新生儿的性格和智力造成不良影响。

大多数出生缺陷的发生都是遗传因素与非遗传因素相互作用的结果，为了提高出生人口素质，防止或减少出生缺陷儿的发生，促进优生优育，需对男女双方进行健康教育、婚前医学检查、孕前及孕期保健指导、遗传咨询等，在孕期通过早发现、早诊断和早干预等措施，降低严重出生缺陷儿的出生率。

子任务二 婚前优生指导

婚前医学检查是对准备结婚的男女双方可能患有的影响结婚或生育的疾病进行筛查，是婚前优生指导的主要内容之一。婚前医学检查筛查的疾病主要包括严重遗传性疾病、指定传染病、重型精神病及其他影响结婚和生育的重要脏器疾病。通过婚前医学检查，了解男女双方是否适合结婚、生育，进而进行婚育指导，避免在医学上认为不适当的情况下结婚和生育，尽量减少遗传病和传染病的延续传播。《婚前保健工作规范（修订）》提出以下婚育指导意见。

1. 男女双方为直系血亲、三代以内的旁系血亲，应禁止结婚。

2. 一方或双方患有重度、极重度智力低下而不具备婚姻意识能力者，重型精神病患者在病情发作期有攻击危害行为者，不宜结婚。

3. 发现指定传染病（艾滋病、梅毒、淋病等）在传染期内，重型精神病患者在发病期内以及其他医学上认为应暂时不宜结婚的疾病，应暂缓结婚。

4. 发现医学上认为不宜生育的严重遗传性疾病或其他重要脏器疾病，不宜生育。

子任务三　孕前优生指导

孕前优生指导是对准备怀孕的夫妇进行健康教育和身体健康状况评估为主的保健服务，是婚前优生指导的延续。孕前优生指导应坚持普遍性指导与针对性指导相结合的原则。

1. 普遍性指导　适用于没有出生缺陷危险因素的夫妇。主要内容包括：提倡适龄生育，一般女性最佳生育年龄为25～29岁，男性为26～35岁；制定妊娠计划，选择最佳受孕时机，避免意外妊娠；合理营养，均衡饮食，注意补充叶酸；积极治疗慢性疾病和感染性疾病，在医生的指导下合理用药；避免接触有毒有害物质；保持健康的生活方式和积极的心理状态；告知早孕征象和孕期保健重点。若半年后仍未怀孕，夫妻双方应共同接受进一步的检查和治疗。

2. 针对性指导　适用于有出生缺陷高危因素的夫妇。在普遍性指导的基础上给予针对性建议和干预措施。主要包括从年龄、职业信息、用药史、家族史、遗传性疾病、婚育史、TORCH 感染、不良环境因素和生活习惯、饮食营养、社会心理因素等方面为计划怀孕夫妇提提供科学的孕前优生指导。

≫ 想一想

王女士，36岁，从事美发工作15年，结婚5年，2年前曾分娩过一例神经管缺损的婴儿，现一直未孕。其丈夫是出租车司机，吸烟20年，每天1包。夫妻俩到医院咨询，期望能够生育一个健康的宝宝。

工作任务：

1. 王女士夫妇存在哪些影响优生的危险因素？

2. 应该从哪些方面为王女士夫妇提供优生指导？

练习题

单项选择题

1. 下列哪项是影响优生的物理因素

A. 农药   B. 汽油   C. 噪音

D. 甲醛   E. 疱疹病毒

2. 关于吸烟对妊娠的影响，下列说法错误的是

    A. 女性嗜烟可导致不孕

    B. 男性嗜烟可导致精子畸形

    C. 孕妇吸烟可能引起胎儿发育迟缓

    D. 二手烟对妊娠的影响较小

    E. 丈夫大量吸烟可能导致胎儿死亡率增加

3. 下列疾病应暂缓结婚的是

    A. 近亲婚配

    B. 重度智力低下

    C. 患有无法矫治的生殖器官畸形

    D. 精神分裂症发病期，有攻击行为

    E. 艾滋病

4. 相对而言，女性的最佳生育年龄为

A. 18~20 岁   B. 21~23 岁   C. 25~29 岁

D. 26~30 岁   E. 30 岁以上

（刘　莹）

任务二　孕前检查及解析

孕前检查的最佳时间是在怀孕前 3~6 个月进行，孕前检查是预防出生缺陷、提高出生人口质量的关键环节。为了切实提高出生人口质量，国家为育龄夫妇免费提供 19 项孕前检查项目（表 1-2-1）。受各地政策和医疗结构的影响，免费孕前检查项目在不同地区有一定的差异。

子任务一　孕前检查必查项目

1. 血常规

【解析】方法：抽静脉血检查，无需空腹。血常规检查主要是检查血液中红细胞、白细胞、血红蛋白等，可以及早发现女性是否患有血液系统疾病，例如感染、贫血等，从而早诊断、早治疗，保障孕育健康的生命。

2. 尿常规

【解析】方法：需留取清洁中段尿检查。主要是检查尿液中是否有蛋白、糖、酮体、白细胞、红细胞等，用以初步筛查泌尿系统感染、肾脏病变或其他全身性疾病。正常尿液清亮、淡黄色，尿蛋白阴性，每高倍镜视野下红细胞数目不超过 2 个，白细胞数目不超过 5 个。

3. 血型（ABO 和 Rh 血型）

【解析】方法：抽静脉血检查，无需空腹。在孕前明确血型，能够提前为分娩做好准备。O 型血和 Rh 阴性血的孕妇，更易发生新生儿溶血，需要在孕期加强监测，采取相应措施预防和治疗。

4. 肝功能

【解析】方法：空腹，抽静脉血检查。肝功能检查主要包括检测谷草转氨酶、谷丙转氨酶、碱性磷酸酶、谷氨酸转肽酶等指标，以排除可能会对怀孕造成影响的肝脏疾病，其中谷草转氨酶、谷丙转氨酶主要反映肝细胞的功能。

5. 肾功能

【解析】方法：空腹，抽静脉血检查。肾功能检查主要包括检测尿酸、肌酐、尿素氮等指标，目的是评估肾脏功能，了解有无肾脏疾病及其严重程度，也有助于判断肾脏疾病的预后，明确是否适合妊娠。

6. 空腹血糖水平

【解析】方法：空腹，抽静脉血检查。糖尿病孕妇发生流产、早产、死产及畸形儿的风险都比较高，因此，孕前血糖监测能早期发现血糖问题并及时控制。胰岛素是糖尿病孕妇比较安全的药物，但孕期对胰岛素的敏感性会降低，而口服降糖药有可能会对胚胎和胎儿造成影响，因此，糖尿病患者需及时调整用药种类和剂量，避免对胎儿造成影响。

7. HBsAg 筛查

【解析】方法：抽静脉血检查，无需空腹。HBsAg 即乙肝表面抗原，其阳性代表目前感染乙肝病毒。乙肝病毒可发生母婴垂直传播，造成早产、死产、胎儿宫内生长发育受限等严重并发症，也可使新生儿成为乙肝病毒携带者，甚至诱发重症肝炎导致孕产妇死亡。因此，孕前 HBsAg 阳性者需进一步检查乙肝病毒 DNA 定量，明确是否需抗病毒治疗或母婴阻断。

8. 梅毒血清抗体筛查

【解析】方法：抽静脉血检查，无需空腹。梅毒是由梅毒螺旋体引起的一种性传播疾病。梅毒会通过胎盘直接传给胎儿，影响胎儿生长发育，易发生流产、早产或死产，或导致新生儿先天性梅毒。梅毒血清检查项目包括螺旋体抗体血凝试验和快速血浆反应素试验。梅毒感染者需治愈后再怀孕。

9. HIV 筛查

【解析】方法：抽静脉血检查，无需空腹。艾滋病感染者在潜伏期可能没有任何症状，但 HIV 可以通过母婴传播，因此，HIV 阳性者需待无传播风险时才能怀孕。

10. 地中海贫血筛查

【解析】方法：抽静脉血检查，无需空腹。地中海贫血是一种遗传性基因缺陷病，主要分布在我国长江流域，籍贯为广东、广西、海南、湖南、湖北、四川、重庆等地区的女性在孕前需进行地中海贫血基因的筛查。携带同型地中海贫血基因的夫妇，每次妊娠其子代发生重型地中海贫血的风险为 25%，重型地中海贫血会导致胎儿和新生儿严重溶血、发育迟缓、骨骼畸形甚至死亡，婚前、孕前或产前夫妇地中海贫血筛查、基因检测以及产前诊断等联合措施可以有效防控重型地中海贫血患儿的出生。

子任务二　孕前检查备查项目

1. 子宫颈细胞学检查（1 年内未查者）

【解析】方法：取宫颈和宫颈管的上皮细胞进行涂片，来判断是否有宫颈异常的细胞学改变，最常用的是 TCT（薄层液基细胞学检测技术）检查。该项检查主要目的是早期筛查宫颈癌，以免延误病情。检查后 1 ~ 3 天内可能会有少量阴道出血。检查结果无异常或为低级别癌前病变者，可以正常备孕。当检查结果为意义不明的不典型鳞状细胞及以上分类时，需推迟备孕，进一步行阴道镜、宫颈活检等明确诊断，及时治疗。

2. TORCH 检查

【解析】方法：抽静脉血检查，无需空腹。TORCH 是指可能导致先天性宫内感染及围产期感染，引起围生儿畸形的一组病原体，包括弓形虫、风疹病毒、巨细胞病毒、单纯疱疹病毒 I 型和 II 型。病原体通过胎盘传给胎儿，导致流产、早产、先天畸形等并发症。了解备孕女性的感染情况，便于在孕前进行相应的预防和治疗。对于养宠物的女性，建议进行 TORCH 检查。若血清抗体 IgM 阳性，提示目前可能存在感染，需推迟怀孕；若仅 IgG 阳性，提示既往感染，可以正常备孕。

3. 阴道分泌物检查

【解析】方法：取阴道分泌物进行涂片或培养，检查前 48 小时禁止性生活、阴道冲洗或阴道上药。检查项目包括白带常规、淋球菌、沙眼衣原体，可以及早发现和治疗引起阴道炎或宫颈炎的病原体，预防孕期宫内感染导致的胎儿生长发育受限、流产、早产、死产等。

4. 甲状腺功能检测

【解析】方法：无需空腹抽静脉血检查，主要是筛查是否有甲减或者甲亢。胎儿的智力和身体发育受母体甲状腺功能的影响，因此，对于存在甲减或甲亢的女性，应先控制好甲状腺功能后再怀孕。

5. 75g 口服葡萄糖耐量试验（OGTT）

【解析】方法：禁食 12 小时后，先空腹抽血，然后于 5 分钟内口服含 75g 葡萄糖水 300ml，之后于 1 小时、2 小时分别抽血测血糖，筛查是否有糖尿病或糖耐量受损。主要是针对高危女性，即肥胖、有多名直系亲属患有糖尿病、多囊卵巢综合征的女性。糖耐量异常者需先进行针对性饮食和运动干预，或进行内分泌调整后再备孕。

6. 血脂水平检查

【解析】方法：空腹抽静脉血检查。若总胆固醇、甘油三脂或低密度脂蛋白升高，提示为高脂血症，需进行饮食调整或药物治疗。

7. 妇科超声检查

【解析】主要目的是明确有无子宫内膜息肉、子宫肌瘤、卵巢肿瘤等。若子宫内膜息肉长期存在或直径 >1cm，需宫腔镜手术摘除，术后 1 个月可准备怀孕。直径 >5cm 的子宫肌瘤在妊娠期出现肌瘤变性的风险增加，必要时可先手术切除肌瘤，待子宫肌纤维恢复后再准备怀孕。卵巢肿瘤 >5cm 时，需进一步完善肿瘤标志物检查，必要时手术治疗后再准备怀孕。

8. 心电图检查

【解析】用于初步筛查心脏疾病，若检查结果异常，需进一步行超声心动图明确诊断，并于心内科就诊以确定是否适合妊娠。

9. 胸部 X 线检查

【解析】主要用于筛查心肺疾病，该项检查射线含量极低，检查结果无异常者于检查次月起即可准备怀孕。

表 1－2－1　国家免费孕前优生健康检查 19 项基本服务内容

序号	项目			女性	男性	目的	意义
1	优生健康教育			√	√	建立健康生活方式，提高风险防范意识和参与自觉性	规避风险因素
2	病史询问（了解孕育史、疾病史、家族史、用药情况、生活习惯、饮食营养、环境危险因素等）			√	√	评估是否存在相关风险	降低不良生育结局风险
3	体格检查	常规检查（包括身高、体重、血压、心率、甲状腺触诊、心肺听诊、肝脏和脾脏触诊、四肢脊柱检查等）		√	√	评估健康状况，发现影响优生的相关因素	减少影响受孕及导致不良妊娠结局的发生风险
		女性生殖系统检查		√		检查双方有无生殖系统疾病	
		男性生殖系统检查			√		
4	阴道分泌物	白带常规检查		√		筛查有无阴道炎症	减少宫内感染
		淋球菌检测		√		筛查有无感染	减少流产、早产、死胎、胎儿宫内发育迟缓等
		沙眼衣原体检测		√			
5	实验室检查9项	血液常规检验（血红蛋白、红细胞、白细胞及分类、血小板）		√		筛查贫血、血小板减少等	减少因重症贫血造成的胎儿宫内发育迟缓；减少因血小板减少造成的新生儿出血性疾病
6		尿液常规检验		√	√	筛查泌尿系统及代谢性疾患	减少生殖道感染、宫内感染、胎儿死亡和胎儿宫内发育迟缓
7		血型（包括 ABO 血型和 Rh 阳/阴性）		√	√	预防血型不合溶血	减少胎儿溶血导致的流产、死胎死产、新生儿黄疸等
8		血清葡萄糖测定		√		糖尿病筛查	减少流产、早产、胎儿畸形等风险
9		肝功能检测（谷丙转氨酶）		√	√	评估是否感染及肝脏损伤情况	指导生育时机选择，减少母婴传播
10		乙型肝炎血清学五项检测		√	√		
11		肾功能检测（肌酐）		√	√	评价肾脏功能	指导生育时机选择，减少胎儿宫内发育迟缓
12		甲状腺功能检测（促甲状腺激素）		√		评价甲状腺功能	指导生育时机选择，减少流产、早产、胎儿宫内发育迟缓、死胎死产、子代内分泌及神经系统发育不全、智力低下等

续表

序号		项目	女性	男性	目的	意义
13	病毒筛查4项	梅毒螺旋体筛查	√	√	筛查有无梅毒感染	减少流产、死胎死产、母婴传播
14		风疹病毒 IgG 抗体测定	√		发现风疹病毒易感个体	减少子代先天性风疹综合征、先天性心脏病、耳聋、白内障、先天性脑积水等
15		巨细胞病毒 IgM 抗体和 IgG 抗体测定	√		筛查巨细胞病毒感染状况	减少新生儿耳聋、智力低下、视力损害、小头畸形等
16		弓形虫 IgM 和 IgG 抗体测定	√		筛查弓形虫感染状况	减少流产、死胎、胎儿宫内发育迟缓等
17	影像1项	妇科超声常规检查	√		筛查子宫、卵巢异常	减少不孕、流产及早产等不良妊娠结局
18		风险评估和咨询指导	√	√	评估风险因素，指导落实预防措施	减少出生缺陷发生，提高人口出生素质
19		早孕和妊娠结局跟踪随访	√		了解早孕及妊娠结局相关信息，做好相关指导和服务	降低出生缺陷发生风险

≫ 想一想

张女士，26 岁，结婚两年，采用短效口服避孕药避孕，现计划怀孕。为了孕育一个健康的宝宝，夫妻双方决定进行孕前检查。夫妻双方既往健康状况良好，否认家族遗传病史，长期居住在广州。

工作任务：

1. 请问张女士及其丈夫需要检查哪些项目？

2. 若张女士为 O 型血，其丈夫为 A 型血，请问他们所生育的孩子可能会出现什么并发症？

练 习 题

单项选择题

1. 关于孕前检查，下列说法错误的是

　　A. 女性需要做身高、体重、血压等一般检查

　　B. 夫妻双方需要检查是否患有梅毒、乙肝

　　C. 女性需要做宫颈细胞学检查

　　D. 如检查发现患有隐性梅毒可不需治疗

　　E. 需检查有无弓形虫、风疹病毒感染

2. 以下哪项不属于女性孕前检查的项目

    A. 血常规检查　　　　　B. 肝肾功能检查　　　　C. TORCH 检查

    D. 乙肝血清学检查　　　E. 精液常规检查

3. 王女士夫妇到医院做孕前检查，下列哪项不属于孕前检查的内容

    A. 头颅 CT 检查　　　　B. 常规体格检查　　　　C. 生殖系统检查

    D. 遗传性疾病专项检查　E. 既往健康史

（刘　莹）

任务三　孕前保健指导

    孕前保健是出生缺陷的一级预防措施，通过评估和改善计划妊娠夫妇的健康状况，减少或消除导致不良妊娠结局的危险因素，从而降低出生缺陷的发生率，提高出生人口质量。通过对夫妻双方的健康状况、生活方式等进行综合评估，明确是否适合妊娠，及早识别可能导致流产、早产、死产、出生缺陷等不良妊娠结局的风险因素，并给予针对性的指导和预防措施。

子任务一　孕前常规保健

（一）评估孕前高危因素

1. 详细询问计划妊娠夫妇的健康状况。

2. 评估夫妻双方的既往慢性疾病史、家族史和遗传病史，不宜妊娠者应及时告之做好避孕或绝育措施。

3. 详细了解女性的不良孕产史和前次分娩史，是否瘢痕子宫等。

4. 评估夫妻双方的生活方式、饮食营养、职业和工作环境、运动锻炼、是否有家庭暴力及不良人际关系等。

（二）体格检查

1. 全面体格检查　身高、体重、血压、心率、四肢脊柱、心肺听诊等。

2. 生殖系统常规检查　包括内外生殖器官的结构和功能，有无病变等。

（三）孕前实验室和影像学检查

孕前实验室和影像学检查内容，详见本项目任务二。

子任务二　孕前健康教育

1. 做好妊娠计划和准备。在孕前夫妻双方均应做好相关工作和生活安排，避免意外妊娠带来的身心压力。提倡适龄生育，尽量避免高龄妊娠，因高龄妊娠会增加各种妊娠期并发症及合并症的发生率，影响母婴健康。初产妇年龄大于 35 岁，经产妇年龄大于 40 岁为

高龄产妇。

2. 合理营养，维持体质量在正常范围。营养与生育功能密切相关，夫妻双方应至少提前 3 个月进行健康饮食调整。减少摄入人工甜味佐料、酒精、咖啡因等，多吃新鲜水果、蔬菜及富含脂肪酸的食物，优先选择低脂、高纤维、富含优质蛋白质的食物，保证充足的热能供给。根据正常体质量和理想体重范围，过胖或过瘦均不利于受孕。偏瘦的女性应注意热量的补充，避免怀孕后与胎儿形成能量竞争，不利于胎儿的生长发育。偏胖的女性需适当减重，但要注意循序渐进，短期内迅速减重会引起营养不良，降低受孕成功率。男性也应维持正常的体质量，以保持良好的生育功能。

3. 补充叶酸。孕前及孕早期合理补充叶酸可以有效减少新生儿出生缺陷。可选择叶酸片或含叶酸的复合维生素。一般从孕前 3 个月起开始补充叶酸，每天 0.4～0.8mg。既往生育过神经管缺损患儿的孕妇，则需每天需补充叶酸 4mg。男性也应适当补充叶酸。

4. 夫妻双方或一方患家族遗传病、慢性疾病或传染病的，需做好孕前评估。患有遗传病、慢性疾病或传染病的夫妇，应先进行相应的检查、治疗和遗传咨询，明确能否妊娠及妊娠时机，降低出生缺陷的发生率。近亲亲属中有遗传性疾病且可能对计划怀孕夫妇有影响时，应在怀孕前进行检查以确定是否为遗传病的携带者。

5. 合理用药，避免使用可能影响胎儿正常发育的药物。激素类药物、部分抗生素、抗癌药物、镇静安眠药物等会对生殖细胞产生影响，受孕前应停用以上药物。有长期服药史的女性应在受孕前进行咨询，确定安全受孕时间。抗组胺药、咖啡因、利尿剂及壮阳药物会影响男性精子质量，进而导致新生儿出生缺陷，应至少在备孕前 3 个月停用。

6. 避免接触有毒有害物质，避免密切接触宠物。孕前应避免与生活中或职业环境中的有毒有害物质接触，如甲醛、苯、放射线、农药等。存在有毒有害物质接触的夫妻，应在脱离有害环境至少 3 个月后才能计划怀孕，必要时还需在孕前进行针对性检查。猫、狗等宠物可能携带弓形虫等寄生虫，对于计划怀孕的夫妇应尽量避免与宠物密切接触。有养宠物的夫妇应在孕前行 TORCH 检查。

7. 选择健康的生活方式，不吸烟、不酗酒、不吸毒。有长期吸烟、酗酒、吸毒等不良嗜好的夫妻应在孕前进行相关检查，若证实不良生活习惯已对健康造成影响，应在孕前进行治疗，治愈后方可怀孕。尚未对身体造成伤害的，则应在改变不良生活方式至少 3 个月以上再怀孕。

8. 保持良好的心态。在怀孕前应合理安排工作和生活，避免过度劳累；调整心理状态，做好孕育新生命的思想准备；主动学习关于妊娠、分娩及照顾新生儿的知识和技能。

9. 合理选择运动方式。散步、慢跑、跳绳、瑜伽等有氧运动均适合孕前进行，男性应注意暂时减少或停止骑车运动。骑车过久和每次骑车时间过长的男性，有可能生精功能低下，甚至患上不孕症。骑车时身体前倾，弯腰曲度增加，会阴部的睾丸、前列腺紧贴在坐垫上，受到长时间挤压后会缺血、水肿、发炎，从而影响精子的生成及前列腺液和精液的正常分泌。

想一想

李女士，30 岁，结婚 5 年，现计划怀孕。

工作任务：

1. 需要在孕前对李女士夫妇进行哪些高危因素评估？

2. 经评估发现，李女士工作压力较大，有长期吸烟的习惯，其姐姐曾生育过唐氏综合征患儿，请问如何对其进行孕前健康指导？

练习题

单项选择题

1. 下列属于出生缺陷一级预防措施的是
   A. 婚前医学检查　　　　　B. 产前诊断　　　　　C. 人工流产
   D. 出生缺陷儿的早期治疗　E. 妊娠期保健

2. 首次生育年龄大于多少岁为高龄产妇
   A. 30　　　　　　　　　B. 35　　　　　　　　　C. 40
   D. 31　　　　　　　　　E. 32

3. 既往发生过神经管缺损的孕妇，每天应补充
   A. 0.4mg 叶酸
   B. 0.8mg 叶酸
   C. 含 0.8mg 叶酸的复合型维生素
   D. 4mg 叶酸
   E. 含 1mg 叶酸的复合型维生素

（刘　莹）

项目二　孕期管理

任务一　孕产期检查及解析

子任务一　妊娠早期、中期产前检查

（一）妊娠早期、中期产前筛查

妊娠早期 $11\sim13$ 周 $^{+6}$ 间超声测定胎儿颈部透明层厚度（NT）或者联合筛查 NT、人绒毛膜促腺激素（$\beta-hCG$）和妊娠相关血浆蛋白 A（PAPP-A），可提高唐氏综合征的检出率。孕中期（$15\sim20$ 周）应进行血清学三联筛查（AFP、$\beta-hCG$、E_3）以及四联筛查（加上抑制素 A）；另外，胎儿鼻骨测量也是超声筛查染色体异常的一项指标。若筛查为阳性，应做系统超声进行风险评估并决定是否需要做侵袭性的产前诊断。

1. 唐氏综合征筛查　简称唐筛，是目前最常用的方法。I 期唐氏筛查妊娠 $9\sim13$ 周，II 期唐氏筛查妊娠 $14\sim21$ 周。根据孕妇血清中标志物高低、孕妇年龄、孕周、体重等综合计算出胎儿 21-三体综合征和 18-三体综合征的发病风险。此项检查不能诊断唐氏综合征，而是筛选出患病可能性较大的胎儿。孕中期还可筛查出胎儿开放性神经管缺陷的风险。

2. B型超声　测定胎儿颈部透明层厚度（NT）（妊娠11~13），非整倍体患儿因颈部皮下积水，NT增宽，常处于相同孕周胎儿第95百分位数以上。

3. 胎儿系统超声检查（妊娠22~24）　系统超声检查有助于发现胎儿结构畸形，胎儿超声软指标（NT增厚、双侧肾盂轻度扩张、脉络膜囊肿、心室内强回声、肠回声增强、侧脑室轻度增宽等）有助于筛查染色体异常。

4. 无创产前检测（妊娠12~24）　对母体血浆中胎儿来源游离DNA进行二代测序，通过生物信息学分析，检测胎儿21-三体、18-三体、13-三体及性染色体异常，准确率可高达90%以上。

5. 羊膜腔穿刺术（妊娠16~22）　羊膜腔穿刺诊断染色体异常疾病的可靠性大于95%。对于血清学筛查为高危、年龄>35岁、以前生育过出生缺陷儿、有出生缺陷分娩家族史以及孕妇本人或丈夫是出生缺陷儿者，妊娠16~22周时均应做羊膜腔穿刺术检查。

（二）产前检查的注意事项

1. 第一次产检的检查项目相对最多，是为了全面检查和了解孕妇的健康情况。必要时丈夫也应一起检查，并且了解夫妻双方直系亲属及家族成员的健康情况。家里养宠物者，则要增加寄生虫检查。

2. 唐氏筛查，检查前一天晚上12点以后禁食水，第二天早上空腹进行检查。另外，检查还与月经周期、体重、身高、准确孕周、胎龄大小有关。

3. 注意区别"唐筛"与"糖筛"："唐筛"是胎儿的唐氏综合征筛检，可以不用空腹；而"糖筛"指的是糖耐量筛查，一般是在24周进行排查妊娠期糖尿病，需要空腹12小时，即检查前一天晚8点以后不能进食，少量饮水，次日晨空腹抽血。

4. 在妊娠22~24周最重要的是B超筛查胎儿畸形，主要是看胎儿外观发育上是否有较大问题。

（三）妊娠早中期进行常规的四次产检的时间及主要内容

1. 首次产检

（1）时间　妊娠10~13周。

（2）一般检查内容　详细询问妊娠相关病史；确定孕龄，推算预产期；评估是否存在影响妊娠的危险因素，并尽早发现此期并发症；远离致畸因素。

1）不良生活方式　酗酒和吸烟（包括二手烟）等不良的生活方式会对胎儿造成不良后果，如低出生体重儿、自然流产和早产。新生儿暴露于吸烟的环境中，易增加上呼吸道感染和婴儿猝死综合征的概率。此外，孕期非法吸食、注射毒品对胎儿的健康以及生长发育有害，孕晚期早产及胎儿生长受限的风险增加。胎儿出生后，新生儿随之会面临发育迟缓、学习障碍、行为问题。

2）家庭暴力　家庭暴力作为影响不良妊娠结局的因素之一，每次产检时，应仔细查看孕妇有无瘀青、伤痕等，发现异常，及时询问，并适当干预。

3）血尿常规及肝肾功能　血尿常规和肝肾功能检查作为常规检查的项目，在孕中晚期还要进行复查。英国国立临床规范研究所（NICE）推荐每次产前检查均应进行尿常规检查，结合血压及尿蛋白量，评估患妊娠期高血压疾病的风险。

4）口腔检查　牙周病是早产相关的炎性口腔病，可引起菌血症，致病菌导致生殖道感染，从而诱发早产。临床流行病学研究支持牙周病与早产有关，与低出生体重儿密切相关。

5）Rh及ABO血型　Rh阴性同种免疫中，第1胎发生率为1%～2%；ABO血型不合者，第一胎发生率是40%～50%。除极少数重症需要宫内治疗外，绝大多数ABO溶血病患儿的治疗在出生后进行。

6）乙肝项目　孕前或第一次产检时应进行筛查乙肝，妊娠期合并乙肝可导致早产、肝功能衰竭、围生期垂直传播。

7）人类免疫缺陷病毒（HIV）　第一次产前检查时应初次筛查，对高风险或第一次拒绝测试者在孕中期应该进行筛查。

8）妊娠期生殖道感染（RTI）　妊娠期生殖道感染包括细菌性阴道炎、滴虫性阴道炎、阴道假丝酵母菌病、沙眼衣原体感染、淋病、尖锐湿疣、梅毒等，对母儿危害均大，易导致胎膜早破、羊膜腔内感染、胎儿生长受限（FGR）、产后感染及新生儿感染等疾病。近年来，我国RTI日益增多，因此对有生殖道感染的高危因素的孕妇应常规筛查RTI。

9）宫颈细胞　孕前或初次产前检查进行宫颈细胞学检查，我国宫颈癌的发病率逐年升高，且趋于年轻化，应予以足够重视。根据结果考虑是否进行阴道镜检查及局部活检。对于妊娠期宫颈病变，如排除宫颈癌，原则均不在孕期治疗，延迟至产后6～8周后复查，根据结果再决定后续治疗。

（3）产检项目　建立母子保健手册进行脉搏、血压、身高、体重、心肺听诊、优生优育咨询、营养咨询和测评、骨盆测量，妇科检查，产科检查、尿常规、血常规、血红蛋白电泳、G-6-PD（葡萄糖-6-磷酸脱氢酶）活性检测、RPR/HIV（梅毒/艾滋病检查）、白带常规+BV（细菌性阴道病唾液酸酶测定）、优生五项、微量元素、I期唐氏筛查、TCT（宫颈筛查）、凝血四项、甲状腺功能五项、糖化血红蛋白、空腹血糖、贫血三项、产科彩超（11～13周NT）、心电图检查。

2. 第二次产检

（1）时间　妊娠15～18周。

（2）产检项目　体重、血压、宫底高度、腹围、遗传优生咨询、血型、血常规、尿常规、肝功能五项、肾功能三项、乙肝二对半、丙肝、戊肝病毒抗体、妊娠血糖、II期唐氏筛查（妊娠14～21周）、TPO（抗甲状腺过氧化物酶抗体）、多普勒听胎心。

3. 第三次产检

（1）时间　妊娠20～24周。

（2）产检项目　血压、体重、宫底高度、腹围、胎心率、B超胎儿畸形筛查（妊娠20～24周）、尿常规。

4. 第四次产检

（1）时间　妊娠24～28周。

（2）产检项目　血压、体重、宫底高度、腹围、胎心率、糖耐量筛查（75g OGTT）、ABO抗体检测、尿常规、血脂四项、糖化血红蛋白。

子任务二　妊娠后期产前检查

1. 妊娠期糖尿病（GDM）筛查（妊娠 24～28 周）　妊娠 24～28 周应进行 75g OGTT 筛查。空腹血糖 >5.1mmol/L，1h >10mmol/L，2h >8.5mmol/L，只要有一项异常，应诊断妊娠期糖尿病。

2. 复查血尿常规及肝肾功能（妊娠 28～30 周）　在此期间应予以复查；结合早期检查结果，评估有无贫血、妊娠期高血压疾病、肝肾功能损害。

3. 早产评估及预测（妊娠 28～34 周）　每次产前检查都要评估有无早产危险因素，询问有无早产的迹象或者症状，可利用超声检测宫颈长度及宫颈内口有无开大联合测定阴道后穹窿分泌物中胎儿纤维连接蛋白（fFN）来预测早产发生率，是否对所有的孕妇常规进行此项筛查，目前尚缺乏充足证据。

4. 妊娠 32～36 周　B 超检查确定胎盘位置、胎先露、胎方位。

5. B 族链球菌（GBS）筛查（妊娠 35～37 周）　具有高危因素的孕妇（多个性伴侣、合并糖尿病、前次新生儿有 GBS 感染等）应在妊娠 35～37 周进行 GBS 的筛查，GBS 阳性的孕妇在产时应予以静脉滴注抗生素，以降低新生儿败血症发生率。

6. 妊娠 38～41 周　每周均应进行一次产前检查，内容包括：血压，电子胎心监护，超声检测羊水量，宫颈成熟度检查，母乳喂养和孕期锻炼宣教。超过 41 周应收住院。

7. 妊娠 42 周　过期妊娠、胎儿窘迫及胎儿死亡的风险增高。因此应超声监测羊水量，每周至少 2 次的 NST，必要时行缩宫素应激实验（CST）。羊水指数（AFI）<5cm 或无负荷试验（NST）无反应型应考虑尽快终止妊娠。

子任务三　常规检查项目

1. 体重测量　每周一次。每次产前检查应测量孕妇体重，必要时计算体重指数（BMI）。

2. 胎心音听诊　妊娠 17 周开始，每次产前检查均应听胎心，小于 110 次/分或大于 160 次/分，提示胎儿窘迫可能。结合 NST 异常，应当及时处理。

3. 测量宫高及腹围　妊娠 20 周后。宫高及腹围增长是胎儿生长指标。宫高与腹围若与孕周不符，特别是孕 20～36 周，常提示胎儿生长异常或羊水量异常。推荐在孕中、晚期每次产前检查测宫高及腹围。

4. 妊娠期高血压疾病筛查　妊娠 20 周后，测量血压及尿常规检查，有助于早期诊断妊娠期高血压疾病。

5. 胎动计数　孕妇自妊娠 28 周开始应自数胎动，于每天早、中、晚固定时间各数 1 小时，正常胎动每小时 3～5 次，也可将早、中、晚 3 次胎动计数的和乘以 4，即为 12 小时的胎动计数。

子任务四　孕产期辅助检查解析

1. 血、尿、白带三大常规

（1）血常规　妊娠期间血容量增加，与非孕期相比，增加 30%～45%，血容量从妊娠初期开始增加，孕中期增加最快，孕晚期增长速度减慢，至最后几周达平稳状态，血容量增加包括血浆与红细胞增加，血浆容量增加较早、较多，约为1000ml，红细胞增加较少、较晚，约为450ml，由于血浆增加较多红细胞增加多，所以血液呈稀释状，孕妇易出现生理性贫血。

孕足月时红细胞计数由非孕期的 $4.2 \times 10^{12}/L$ 下降至 $3.6 \times 10^{12}/L$ 左右，血红蛋白由非孕时的130g/L下降为110g/L，血细胞比容由 $0.40 \sim 0.42$ 下降为 $0.31 \sim 0.34$，上述改变常在产后6周恢复。孕妇储铁约0.5g，为适应红细胞增加和胎儿生长发育及孕妇各器官生理变化的需要容易出现缺铁性贫血，应在妊娠中、晚期开始补充铁剂，防止血红蛋白降低。

白细胞从妊娠 $7 \sim 8$ 周开始轻度增加，妊娠30周达高峰，为 $(5 \sim 12) \times 10^9/L$，有时可达 $15 \times 10^9/L$。

正常非孕妇血小板计数为 $(100 \sim 300) \times 10^9/L$，多数妇女在妊娠期血小板计数可较孕前降低10%左右，血小板下降可能与整个孕期血小板的消耗增加有关。

【要点提示】红细胞计数 $3.6 \times 10^{12}/L$，血红蛋白值约为110g/L，血细胞比容 $0.31 \sim 0.34$，孕妇储备铁0.5g，易缺铁，妊娠中、晚期开始补铁；白细胞计数 $(5 \sim 12) \times 10^9/L$；血小板计数 $(100 \sim 300) \times 10^9/L$，可较孕前降低10%左右。

（2）尿常规 妊娠期肾小球滤过率及肾血浆流量增加，这种增加从妊娠早期即开始。妊娠期约1/6妇女可出现糖尿，发生糖尿的原因与肾小球对葡萄糖的滤过增加，而肾小管吸收不能相应增加有关，尽管如此，但孕妇在出现糖尿时应进一步检查，特别在孕早期，以排除妊娠期糖尿病的可能。妊娠后期，尿中可出现少量蛋白，可视为生理性蛋白尿，主要为白蛋白，即使有其他蛋白成分，其相对含量也很低。尿中白蛋白是因肾小球漏出蛋白增加所致，但总量有限，若妊娠期出现大量尿蛋白，尤其是尿中出现血红蛋白、球蛋白和转铁蛋白等，则提示肾脏已经受损。通过尿蛋白成分分析和尿蛋白成分定量，可了解尿蛋白的相对分子质量，判断肾脏损伤的部位和程度。尿酮体见于妊娠剧吐、产程过长及糖尿病患者。

【要点提示】妊娠期可出现糖尿及少量尿蛋白。

（3）白带常规 妊娠期间由于阴道上皮糖原含量增多，经乳酸杆菌作用变成乳酸，因此，阴道pH为 $3.6 \sim 6.0$，保持酸性，不利于致病菌生长，有利于防止感染。生殖道病原体微生物上行性感染可导致胎膜早破，故应在孕前、孕早期、孕晚期进行白带常规检查，阴道炎包括滴虫性阴道炎、外阴阴道假丝酵母菌病、细菌性阴道病，并应及时治疗各类阴道炎。

【要点提示】孕期阴道pH为 $3.6 \sim 6.0$。孕前、孕中期、孕晚期进行白带常规检查，并应及时治疗各类阴道炎。

2. 凝血功能 妊娠期血液处于高凝状态，因子Ⅶ、Ⅷ、Ⅹ增加，仅因子Ⅺ降低，血浆纤维蛋白原（Fib）在非孕妇女为3g/L，妊娠后期增加约50%，平均达4.5g/L。凝血时间无明显改变，随妊娠进展，妊娠后期凝血酶原时间（PT）及活化部分凝血酶原时间（APTT）可轻度缩短。

【要点提示】妊娠期PT、APTT可轻度缩短，Fib可增加。

3. 肝肾功能 妊娠期肝脏组织结构及大小无明显变化，肝血流量不增多，孕晚期肝功能检查白蛋白下降，球蛋白轻度增加，白蛋白与球蛋白比例下降，球蛋白量增多的原因系妊娠期网状内皮系统功能亢进所致，同时有碱性磷酸酶升高，一般认为碱性磷酸酶来自于胎盘，产后可恢复正常。

妊娠后期碱性磷酸酶（AKP）大约增加 1 倍，血清 - 谷氨酸转移酶（GGT）和转氨酶（AST、ALT）水平在孕期无明显变化。胆红素水平保持正常成人范围内。

妊娠期肾脏略增大，肾血流量增加35%，肾小球滤过率增加50%，尿素和肌酐滤过增多，故较非孕妇女减少。孕期空腹血糖降低，在 4 ~ 6 个月和 7 ~ 9 个月会进一步降低。在孕早期血清尿酸盐水平降低，在孕晚期，足月时血清尿酸盐水平会增高，比非孕期值要高，产后 12 周仍然保持高水平。

【要点提示】肝功能：白蛋白下降，球蛋白量轻度增加，碱性磷酸酶升高。肾功能：尿素和肌酐降低。

4. 乙肝检查 包括乙肝表面抗原（HBsAg）、乙肝表面抗体（HBsAb）、乙肝 e 抗原（HBeAg）、乙肝 e 抗体（HBeAb）、乙肝核心抗体（HBcAb）、乙肝核心抗体 IgM（HBeAb - IgM）三对六项。

（1）乙肝表面抗原（HBsAg）阳性 表示感染了乙肝病毒，并不反映病毒无复制、复制程度、传染性强弱。

（2）乙肝表面抗体（HBsAb）阳性 表示对乙肝病毒的感染具有保护性免疫作用，乙肝疫苗接种者，若此项阳性，应视为乙肝疫苗接种后正常现象。

（3）乙肝 e 抗原（HBeAg）阳性 说明传染性强。

（4）乙肝 e 抗体（HBeAb）阳性 说明病毒复制减少，传染性弱，但并非没有传染性。

（5）乙肝核心抗体（HBcAb）阳性 说明既往感染过乙肝病毒。

（6）乙肝核心抗体 IgM（HBcAb - IgM） 提示仍有病毒复制。

目前，如孕前乙肝病毒 DNA（HBV DNA）超过 10^6 不宜妊娠，如果孕前未行检查，在就诊第一次即应检查乙肝三对，对慢性乙型肝炎患者查血清中乙肝病毒 DNA 复制量，乙肝病毒 DNA 荧光定量为阴性者，孕期严格监测肝功能，若肝功正常则可不予特殊治疗。孕期不建议进行乙肝免疫球蛋白（HBIG）治疗。尽管有报道乳汁中可检测 HBsAg 和 HBV DNA，但新生儿采取正规的暴露后预防策略，母乳喂养并不增加感染 HBV 的风险。

【要点提示】孕前：建议不要进行 HBIG 治疗。孕前：HBV DNA 超过 10^6 不宜妊娠。母乳喂养：只要新生儿采取正规的暴露后预防策略，母乳喂养并不增加感染的风险。

5. 血型 人类血型主要包括 ABO 血型和 Rh 血型两种。ABO 血型包括 A 型、B 型、O 型、AB 型四种类型，Rh 血型包括 Rh 阳性与 Rh 阴性两种类型。Rh 血型比较罕见，一旦在孕期发现应引起高度重视。

（1）当胎儿具有孕妇所缺乏的血型抗原时，母亲的血型抗体就会通过胎盘引起胎儿、新生儿红细胞破坏，称为母婴血型不合溶血病。母婴血型不合溶血病分为 ABO 溶血病和 Rh 溶血病。

（2）当孕妇为 O 型血，胎儿父亲为 O 型血以外其他血型时，胎儿、新生儿遗传父亲血型，为非 O 型血时容易发生 ABO 溶血病。

（3）当孕妇血型为 Rh 阴性，胎儿父亲为 Rh 阳性血型，胎儿、新生儿遗传父亲血型为

Rh 阳性时，容易发生溶血病。

（4）当孕妇血型为 Rh 阴性时，孕期可进行母体血型抗体检测，其血中抗 D 效价高于 1：32 时，新生儿溶血病的发生率增高。

（5）如在孕期未发现明确胎儿宫内溶血的临床症状，如 B 超未提示胎儿水肿、胎盘增厚、胎儿胸腹水、胎儿大脑中的动脉异常等，不建议常规对孕妇进行 ABO 血型抗体筛查及治疗，但分娩后应进行脐血 ABO 血型抗体筛查。

6. B 超检查　超声在孕期可观察胎儿宫内的大部分变化过程。首先，可以观察胎儿形态结构有无发育异常；其次，可测量胎儿大小，判断生长状况；再者，了解胎儿附属结构有无异常。

（1）妊娠早期，B 超重点是观察子宫内有无妊娠囊，妊娠囊结构是否正常，囊内有无胚胎，胚胎是否存活，发育与停经周数是否相符，有无形态异常。妊娠早期 B 超有以下特点：①子宫随停经周数相应增加、饱满；②宫腔内出现妊娠囊的环状回声；③停经 5 周时可出现妊娠囊，停经 6～7 周可出现胚芽、胎心搏动、卵黄囊。

（2）妊娠 13 周以后可直接观察胎儿、胎盘等结构。建议在孕 11～13 周$^{+6}$进行超声检查胎儿 NT 及主要器官发育情况，可初筛约 1/4 胎儿畸形。孕中期胎儿系统超声在孕 24～28 周进行，可筛查出 70% 胎儿结构异常。孕晚期 B 超主要是观察胎儿生长情况、羊水指数、S/D 值等。

【要点提示】孕早期：确定是否宫内妊娠，核实孕周；孕 11～13 周$^{+6}$：检查胎儿 NT 及主要器官发育情况；孕 24～28 周：筛查 70% 胎儿结构异常；孕晚期：观察胎儿生长情况、羊水指数、S/D 值等。

7. 心电图检查

（1）孕早期开始心电图即有轻度改变，可出现窦性心律不齐、窦性心动过速及部分期前收缩等改变。妊娠期 32～34 周心排出量达高峰，血容量进一步增加，心率进一步增快（平均每分钟增加 10～15 次），致使心脏负荷加大，需氧量增加，部分出现心肌供血不足，可出现各种心律失常及 ST－T 改变。另外，妊娠中晚期子宫增大，心脏向左上方移位，大血管扭曲，机械性地增加了心脏负担，因而出现电轴左偏的正常变异及左室高电压等变化，因此，孕晚期异常心电图发生率明显升高。

（2）对妊娠期心电图改变的诊断要慎重，应结合临床综合分析。较明显的心律失常需寻找病因，适当处理。对于心功能不良的患者，应注意早期心力衰竭的识别，不要因妊娠期常见下肢水肿、胸闷、气短而忽略，并应积极寻找诱因与病因，心功能损害明显者尽早住院治疗。

（3）妊娠期的大部分心电图改变为可逆性的，较严重的心律失常和心肌损害者应在产科、内科共同监护下，据具体情况做出及时适当的处理，以利于孕妇安全度过妊娠和分娩期，确保母婴安全。

【要点提示】孕期心电图可出现生理性的改变，无须特殊处理，但需排除明显的心律失常和心肌损害。

》》想一想

王女士，26岁，已婚。平素身体健康，月经规律，月经周期28~30天，经期4~6天。现已有39天没有来月经，有性生活史。在朋友的提醒下进行了尿液的早孕测试，呈阳性结果。

工作任务：

1. 王女士首次产检应在什么时候？应进行哪些项目的检查？

2. 临床对于妊娠早期和中期的检查有哪些异同点？

3. 妊娠后期产前检查的项目都有哪些？

练 习 题

单项选择题

1. 关于妊娠糖尿病的说法，错误的是
   A. 妊娠糖尿病筛查的时间是在妊娠24~28周
   B. 可以通过空腹血糖值进行初步判断
   C. 推荐采用75g葡萄糖耐量试验（OGTT）
   D. OGTT不同时间点的血糖水平同时升高，方可诊断
   E. 孕早期的血糖水平不能代表孕中期的血糖趋势，故孕中期要复测血糖

2. 关于产前检查，下列说法正确的是
   A. 孕早期产检
   B. 项目偏多，较复杂，应向孕妇做好解释工作
   C. 妊娠不同时期产前检查的内容和项目有所不同
   D. "唐筛"与"糖筛"均应在孕早期完成，且检查前应空腹
   E. 妊娠不同时期产前检查的项目可根据产妇的实际情况略微有所调整
   F. 每次产检都应认真对待，做好档案管理

3. 孕妇血液系统会发生一定的变化，下列说法错误的是
   A. 孕妇储备铁0.5g，易缺铁，妊娠中、晚期开始补铁
   B. 白细胞计数（5~12）×10^9/L
   C. 血小板计数（100~300）×10^9/L，可较孕前降低10%左右
   D. 红细胞计数3.6×10^{12}/L，血红蛋白值约为110g/L，易发生病理性贫血
   E. 妊娠期间血容量增加，与非孕期相比，增加了30%~45%

4. 孕妇产检时发现其患有乙型肝炎，而且乙肝病毒DNA（HBV DNA）超过10^6，以下说法正确的是
   A. 妊娠早期一经确诊应行人工流产
   B. 可继续妊娠，加强产检
   C. 高脂、高蛋白、高糖饮食

D. 产后常规用雌激素退奶

E. 可使用抗病毒药物进行治疗

（哈　梅）

任务二　孕产期用药指导

子任务一　妊娠期药物代谢特点

妊娠期是特殊生理期，药物在孕妇体内发生药代动力学和药效变化，还可通过胎盘屏障，对胎盘、胎儿甚至出生的新生儿产生不良影响，所以孕产期要合理用药。

（一）孕妇体内药物代谢的变化

妊娠期间，孕妇体内雌、孕激素水平大幅度增加，使肠蠕动减弱，药物在消化道内停留时间延长。有些药物在解毒时，葡萄糖醛酸药物的结合能力被抑制，而导致药物在体内蓄积增加。雌激素水平增加，胆汁在肝脏内淤积，也使药物在肝脏的清除速度下降。

妊娠期间肾脏滤过率会有所增加，使药物经肾排出加快。但如果发生妊娠并发症导致肾功能受损，药物排出会受影响。另外，妊娠期血容量增加使有些药物在血中的浓度下降，而血容量增加也会使白蛋白浓度降低，白蛋白同一些药物的结合量也会减少，使血中游离药物浓度相对增加。

（二）药物对妊娠的影响

妊娠期间，药物可以通过影响母体内分泌、代谢等间接影响胚胎、胎儿，也可通过胎盘屏障直接影响。最严重的药物毒性是影响胚胎分化和发育，导致胎儿畸形和功能障碍，其不仅与药物有关，还与用药时的胎龄密切相关。

1. 妊娠早期　指从女性发育成熟到卵子受精时期。在这一期间，使用药物一般比较安全。但要注意在体内半衰期长的药物，可能影响胚胎正常生长。

2. 着床前期　指卵子受精至受精卵着床于子宫内膜前的这段时期。此期受精卵与母体组织尚未直接接触，还在输卵管腔或宫腔的分泌液中，故着床前期用药对其影响不大，药物影响囊胚的必备条件是药物必须进入分泌液中达到一定剂量，若药物对囊胚的毒性极强，可以造成极早期流产。用药时胎龄与损害性质有密切关系。受精后 2 周内，孕卵着床前后，药物对胚胎的影响是"全"或"无"的，"全"为胚胎早期死亡导致流产；"无"则为胚胎继续发育，不出现异常。受精后 3～8 周以内（停经 5～10 周以内），胚胎器官分化发育阶段，胚胎开始定向发育，受到有害物质作用后，即可产生形态上的异常而形成畸形，称为致畸高度敏感期。具体地说，如神经组织于受精后 15～25 天，心脏于 20～40 天，肢体于 24～46 天易受药物影响。

3. 囊胚着床后期至孕 12 周左右　该期是经典的致畸期，是胚胎、胎儿各器官处于高度分化、迅速发展、不断形成的阶段，首先是心脏、脑开始分化发育，继而是眼、四肢等。此时孕妇用药，其毒性能干扰胚胎、胎儿组织细胞的正常分化；任何部位的细胞受到药物的毒性影响，均可能造成某部位组织或器官发生畸形。而且一般药物毒性作用越早，发生畸形可能越严重。

4. 孕 12 周至分娩　胎儿各器官已形成，药物致畸作用明显减弱，但对于尚未分化完全的器官，如生殖系统，某些药物还可能对其产生影响，而神经系统因在整个妊娠期间持续分化发育，故药物对神经系统影响可以一直存在。

5. 分娩期　此期用药也应考虑到对即将出生的新生儿有无影响。

子任务二　妊娠期用药原则

1. 避免"忽略用药"　有受孕可能的孕妇用药时，须注意月经是否过期，医师在接诊时应当询问患者末次月经及受孕情况，从而避免"忽略用药"。

2. 合理用药

（1）孕期可用可不用的药物尽量少用，尤其是在妊娠前 3 个月；必须用药时，应选用有效且对胎儿比较安全的药物。

（2）能单独用药，避免联合用药；能用结论比较肯定的药物，就避免用尚未肯定对胎儿是否有不良影响的新药；能用小剂量药物就避免用大剂量药物。

（3）严格掌握用药剂量，及时停药。

（4）使用对胎儿有影响的药物时，应当权衡利弊。

3. 应对策略

（1）如孕妇已用了某种可能致畸的药物，应根据用药剂量、用药时妊娠月份等因素综合考虑处理方案。

（2）烟、酒、麻醉药均属药物范畴，可对胎儿造成伤害。

（3）哺乳期用药一般不需中断哺乳，可选择在哺乳后立即服药，尽可能延迟下一次哺乳时间，以降低乳汁中的药物浓度。

（4）中药或中成药一般可按药物说明书孕妇"慎用"或"禁用"执行。

子任务三　妊娠期药物选择

（一）抗生素类药物

1. 青霉素类　毒性小，可能为妊娠期最安全的抗生素，是孕妇的首选药物。能够迅速通过胎盘，是治疗妊娠期梅毒和预防先天性梅毒的一线药物。研究表明，青霉素类药物的使用并不增加胎儿先天畸形的发生率。常用的包括青霉素、苄星青霉素、阿莫西林、氨苄西林及羧苄西林。近年新研制的广谱青霉素类药物对孕妇的安全性尚没有证实，需要进一步研究，临床上还没有发现相关的严重副作用。

2. 头孢菌素类　常用于治疗孕期的严重感染，分第一代、第二代、第三代及第四代，能迅速通过胎盘。但根据动物实验结果，第二、三代头孢类抗生素由于含有 $N-$甲基硫四氮唑链，理论上可导致动物子代睾丸发育不良，但临床上并没有发现，尚需进一步证实，故有学者建议，孕期若使用头孢类抗生素，应首选不含此链的药物——头孢西丁。常用者还包括头孢拉定、头孢呋辛、头孢他啶、头孢曲松等，第四代头孢类抗生素如头孢吡肟已逐渐在临床使用，虽然资料较少，但通常认为孕期使用是安全的。

3. 林可霉素类 包括林可霉素、克林霉素等。可通过胎盘进入乳汁，无对胚胎不良影响的记录，相对安全。

4. 氨基糖苷类 此类药物易通过胎盘，脐血药物浓度明显升高，对孕妇及胎儿有一定的危害，链霉素肾毒性和耳毒性（第Ⅷ对脑神经受损）较常见，孕期禁用。

5. 大环内酯类 常用者包括红霉素、阿奇霉素和螺旋霉素。因分子量较大，不易通过胎盘。可用于青霉素过敏者和衣原体、支原体感染者。红霉素毒性小，可用。尚未见到螺旋霉素对孕妇和胎儿有害的报道，常用于弓形虫感染。交沙霉素属慎用药。

6. 四环素类 包括四环素、土霉素及多西环素、米诺环素等。此类药容易通过胎盘和进入乳汁，为致畸药。四环素荧光物质可积淀于牙釉质及胎儿骨骼，影响胎儿牙釉质及体格发育，导致胎儿宫内发育迟缓。当孕妇肾功能不全时，可致孕妇急性脂肪肝，孕期禁用。此类药物在乳汁中浓度较高，哺乳期需权衡利弊使用或暂停哺乳。

7. 酰胺醇类 氯霉素可通过胎盘并进入乳汁，对骨髓有抑制作用，用于早产儿可引起"灰婴综合征"。孕期和哺乳期禁用。

8. 喹诺酮类 孕期禁用。包括吡哌酸、诺氟沙星、环丙沙星、氧氟沙星、司帕沙星等。此类药物对骨和软骨有很强的亲和力，可引起动物不可逆的关节病，或影响胎儿软骨发育。

9. 磺胺类 孕期慎用，分娩前禁用。如磺胺甲噁唑。本来药物易通过胎盘，动物实验有致畸形作用，但人类无报道。孕晚期应用可使新生儿血小板减少，溶血性贫血。同时还可竞争性抑制胆红素与白蛋白的结合，引起新生儿高胆红素血症。

10. 甲硝唑 美国疾病预防控制中心已将其用于孕期阴道滴虫病的治疗。但孕期应慎用替硝唑。奥硝唑动物实验无致畸性，但在孕妇中无对照研究，应慎用。

11. 抗结核药 常用者包括利福平、异烟肼、乙胺丁醇。异烟肼脂溶性高，分子量低，几乎不与血浆蛋白结合，故容易通过胎盘，脐血中浓度高于母血。但对 4900 名使用异烟肼的孕妇回顾性资料分析显示其胎儿畸形率并未增加，目前认为妊娠合并结核者可用。利福平在动物实验中有致畸作用，人类未发现，应谨慎用药，但乳汁中药物浓度低，哺乳期可用。孕期结核首选乙胺丁醇。

12. 抗真菌药 被用于治疗阴道念珠菌病，常用者包括克霉唑、制霉菌素、咪康唑、两性霉素 B、酮康唑。制霉菌素、克霉唑孕期可用；咪康唑、氟康唑、两性霉素用于治疗全身性真菌感染，未见增加先天性畸形的报道。伊曲康唑缺乏在人类早期妊娠的研究，孕期慎用。大剂量氟康唑可致动物胎儿畸形，但无人类孕期致畸的报道。

13. 抗病毒类药物

（1）利巴韦林 孕期禁用。动物实验发现，利巴韦林是潜在的致畸因子，对动物后代引起的畸形涉及颅面部、神经系统、眼、四肢、骨骼及胃肠。厂商建议，育龄期男性应避免使用此药，若已经使用，则应有效避孕 6 个月再考虑妊娠。但也有争议，认为可能夸大了男性通过精液传递有潜在中毒量的利巴韦林给妊娠妇女及其后代的风险。由于尚缺乏人类妊娠期使用该药的报道，故无法得出确切结论。

（2）阿昔洛韦 本品可抑制 DNA 的合成，用于疱疹病毒感染，有报道称，581 例孕期使用此药者，畸形发生率未增加，万乃洛韦、更昔洛韦、干扰素孕期最好不用；拉米夫定、齐多夫定可用于孕期 AIDS 的治疗。

（二）镇静、催眠及抗抑郁药

1. 地西泮 即安定，动物实验有致畸作用；人类有个例报道致腭裂及肢体畸形，但大样本研究未发现其致畸率增加。由于胎儿排泄功能较差，地西泮及其代谢产物在胎儿血中的浓度较母体为高，且聚集在胎儿心脏较多，可引起胎心率减慢，还可引起新生儿高胆红素血症、肌张力降低及 Apgar 评分降低等。

2. 巴比妥类 动物实验表明有致畸性，孕妇长期大量应用可出现胎儿宫内发育迟缓、新生儿药物撤退综合征，属孕期慎用药。

3. 锂盐 过去认为是致畸药，可引起严重心脏畸形及开放性神经管畸形。

4. 抗抑郁药 三环类抗抑郁药，在早孕期用药可能致畸，另外此类药可引起体位性低血压，减少子宫的血流灌注。但有人调查 100 万名以上用过该药的妇女，先天性畸形的发生率并未增加。选择性 5 - 羟色胺再摄取抑制药，不增加先天性畸形的发生率，为孕期抑郁症患者的首选药物。

5. 抗精神病药 氯丙嗪并不增加先天性畸形的发生率，但分娩过程中应用，应注意对新生儿呼吸产生抑制作用，且对新生儿肌张力的影响。

（三）解热镇痛药

1. 阿司匹林 为非甾体抗炎药。妊娠期使用阿司匹林可影响母亲凝血功能，致贫血、产前和产后出血、过期妊娠和产程延长。研究已经证实，大剂量使用可能与围产儿死亡增加，胎儿生长受限和致畸作用有关；小剂量使用对妊娠期高血压疾病和胎儿生长受限可能有益，目前作为预防早发型子痫前期的标准治疗方案受到推荐。

2. 对乙酰氨基酚 常用于妊娠各期的镇痛和退热。药物可通过胎盘，治疗剂量下，短期应用比较安全，大量使用，可导致母亲严重贫血、胎儿肝毒性和新生儿肾脏疾病。与阿司匹林不同，该药不影响母亲的凝血功能，孕期适用。

3. 吲哚美辛、布洛芬 这两种药物并不致畸，但可引起胎儿动脉导管收缩致胎儿肺动脉高压及羊水过少，吲哚美辛还可引起胎儿脑室内出血，肺支气管发育不良，坏死性小肠结肠炎。

4. 麻醉性止痛药 吗啡及哌替啶在长期大量使用时，不增加致畸率，但能迅速透过胎盘屏障使胎儿成瘾，产时应用可对新生儿呼吸有抑制作用，应在用药 4 小时后结束分娩。

（四）降压药

1. 硫酸镁 安全，对胎儿无致畸作用。分娩前大量应用，可致新生儿肌张力下降，嗜睡及呼吸抑制，应慎用。

2. 肼屈嗪（肼苯哒嗪） 动物实验发现有致畸作用，但在人类妊娠早期应用本品未发现致畸作用。其降压效果不稳定，现妊娠期少用。

3. 利血平 可通过胎盘产前应用可致新生儿肌张力降低及鼻塞，产前不宜应用。

4. 甲基多巴 本品可用于妊娠期高血压疾病的治疗，尤其是妊娠合并原发性高血压，未发现对胎儿有严重不良影响。

5. 硝苯地平 动物实验注明有致畸作用，人类无报道，孕早期慎用。本品不降低子宫胎盘的血流灌注，但舌下含化可引起母亲严重低血压和胎儿抑制。

6. 拉贝洛尔 在人类中无致畸报道。口服不减少子宫胎盘血流灌注，但静脉注射可致胎盘血流减少，孕期不宜静注。

7. 酚妥拉明 孕期可用，尤其适用于妊娠高血压疾病合并左心衰竭者。

8. 硝普钠 可通过胎盘，用量过大可引起胎儿氰化物中毒及颅内压增高，还可影响胎盘血流量而危及胎儿。

9. 血管紧张素转换酶抑制剂 为高度可疑致畸药。可引起胎儿肾脏畸形，肾毒性及新生儿无尿，孕期禁用。

10. 普萘洛尔 孕妇长期应用可引起胎儿宫内发育迟缓、新生儿呼吸抑制、心动过缓和低血糖，应慎用。

（五）利尿药

1. 呋塞米 无致畸报道，可使母体血流量减少，影响胎盘灌注，长期应用可致胎儿宫内发育迟缓或电解质紊乱。

2. 氢氯噻嗪 无致畸报道，长期应用可致电解质紊乱。

（六）抗甲状腺药及碘制剂

1. 丙基硫氧嘧啶（PTU） 与血浆蛋白结合率较高，可通过胎盘，为孕期甲亢首选药。但人类应用有致胎儿畸形的个案报道。乳汁内浓度降低，哺乳期可用。

2. 甲基硫氧嘧啶 易通过胎盘，孕期应用不良反应发生率为8%，现已少用。

3. 甲巯咪唑 很少与血浆蛋白结合，能很容易通过胎盘，可致胎儿畸形。

4. 碘制剂 可通过胎盘，长期应用可致胎儿甲状腺功能低下。

5. 甲状腺素及左甲状腺素 不通过胎盘，对胎儿几乎无影响。

（七）激素类药物

1. 己烯雌酚 为明确的致畸药。可使胎儿生殖器官发育异常，子代女婴或在青春期发生宫颈透明细胞癌或阴道腺病。孕期禁用。

2. 孕激素 黄体酮在动物实验有致畸作用，但人类未发现。甲羟孕酮及炔诺酮均为D类，为人工合成的孕激素，有弱致畸作用，孕期避免应用。

3. 雄激素 可致女婴外生殖器男性化。孕期禁用。

4. 口服避孕药 过去报道可使胎儿染色体畸变及胎儿致畸。扩大样本后与对照组相比致畸率无显著差异。现在认为只要是孕期不用即可。

5. 米非司酮 催经止孕失败后，若胚胎继续发育有致畸作用报道，服药失败者应终止妊娠。

6. 左炔诺孕酮 TERIS报道了几百例使用左炔诺孕酮后怀孕的患者，未见胎儿畸形发生率增加。

（八）抗凝药物

1. 肝素 分子量大，不易通过胎盘，对胎儿几乎无影响，孕期可用。

2. 华法林　可致畸。分子量小，可通过胎盘，早孕期应用15%~25%致畸，孕中、晚期应用可致胎儿宫内发育迟缓及凝血机制异常。

（九）降糖药物

1. 胰岛素　分子量大，不易通过胎盘，对胎儿影响小，为孕期首选。

2. 口服降糖药　可通过胎盘，抑制胎儿的胰岛素功能，致新生儿低血糖。

（十）预防接种制剂

孕妇及接种后3个月内可能妊娠的妇女不应接种活疫苗、活病毒疫苗和（或）活菌苗。

1. 乙型肝炎灭活疫苗　现多为基因重组的乙肝表面抗原亚单位成分，无活性、安全、高效，孕期可用。

2. 甲肝灭活疫苗　动物实验未见不良影响，对胎儿安全性的研究未见报道。

3. 狂犬病疫苗　现常用的狂犬病疫苗均为灭活疫苗，有报道称，孕妇使用本疫苗后未见新生儿畸形率增加。妊娠期用于接触后的预防接种不是禁忌证。

4. 风疹病毒疫苗　是活疫苗。孕期及孕前3个月应避免接种。但对于接种本疫苗后3个月内妊娠者，不必常规终止妊娠，在对患者详细解释及在孕妇自愿的情况下可继续观察。

5. 其他　如果孕期有下列传染病风险者，可以使用霍乱、甲肝、乙肝、麻疹、腮腺炎、流感、鼠疫、脊髓灰质炎、狂犬病、破伤风、白喉、伤寒、水痘和黄热病的疫苗。

（十一）子宫收缩药物

1. 前列腺素　是一类具有广泛生物活性的不饱和脂肪酸，分布于身体各组织和体液。对心血管的平滑肌有显著的抑制作用，可降低血压；对非血管的平滑肌有显著兴奋作用。与子宫收缩有关的主要是前列腺素E（PGE）和F（PGF）两型，其中PGE_2和PGF_2的活性最强，对各期子宫均有收缩作用，还有使宫颈软化作用。妊娠早期孕妇阴道内给药，可引起强烈宫缩而致流产。用于诱发流产、中期引产和治疗产后出血。避免同时使用宫缩药或缩宫素，否则宫缩过强会导致子宫破裂。在用药前或同时服用止吐和止泻药，可降低胃肠道不良反应。

2. 米索前列醇　是PGE_1衍生物，口服片剂每片200μg，主要与米非司酮序贯应用，用于早期妊娠。米索前列醇为PGE_1衍生物，选择性较高，不良反应少。能强烈收缩子宫平滑肌，还能软化和扩张子宫颈管，制剂为阴道栓剂，每枚1mg，临床用于人流术中扩宫颈及中期引产。硫前列酮是PGE_2衍生物，对子宫平滑肌选择性较高，有较强的子宫收缩作用，且作用时间较长，肌内注射吸收迅速，针剂有每支0.25mg、0.5mg、1mg，主要用于中期引产。卡前列素是PGE_{2a}的衍生物，其兴奋子宫平滑肌的作用比PGF_{2a}强20~100倍，有扩张子宫颈和刺激子宫收缩的双重作用，针剂每支2mg，栓剂含8mg，海绵块含6mg，用于引产。卡前列甲酯是PGE_{2a}的衍生物，栓剂每粒1mg，主要用于终止早期和中期妊娠。地诺前列酮是PGE_{2a}，对各期妊娠子宫都有收缩作用，以妊娠后期子宫最为敏感，用于中期妊娠、足月引产，栓剂3mg。地诺前列素是PGE_{2a}，要用于妊娠中期流产，针剂每支20mg。

3. 缩宫素 由丘脑下部某些神经细胞合成后，从神经垂体分泌的多肽类激素，对子宫平滑肌有较强的兴奋作用，可引起子宫收缩，共有两种激素：缩宫素和加压素（抗利尿激素），垂体后叶素从动物脑垂体后叶中提取，针剂每支 5U、10U，但因含加压素较多，现在产科不用。

缩宫素由动物的垂体后叶提取或化学合成而得，仅有少量的加压素。针剂有每支2.5U、5U、10U；缩宫素作用于子宫收缩的强度和性质，取决于子宫的生理状态和用药剂量。妊娠早期的子宫，对缩宫素不甚敏感；随着孕周增加，子宫对其反应也逐渐增强；临产时达高峰，产后又逐渐减弱，这是由于雌激素能提高子宫对缩宫素的敏感性。小剂量缩宫素可激发并增强子宫的节律性收缩，其性质和正常分娩相似，故可用于引产和临产后子宫收缩不理想时加强宫缩；大剂量则引起子宫强直性收缩，压迫子宫肌肉的血管止血，可用于产后出血或难免流产及不全流产后的出血，但可能引起高血压和脉率加快。缩宫素还能促使乳腺的腺泡导管周围的肌上皮细胞收缩，使乳汁排出。

缩宫素主要用于引产、催产、产后及流产后因宫缩无力或缩复不良引起的子宫出血；进行缩宫素激惹试验；滴鼻可促使排乳。分娩时明显的头盆不称、脐带先露或脱垂、完全性的前置胎盘、胎儿窘迫、宫缩过强或子宫收缩乏力长期用药无效。

4. 麦角新碱 为常用的子宫收缩药物，为预防产后出血的一线药物。有马来酸麦角新碱和马来酸甲麦角新碱，针剂有每支 0.2mg、0.5mg，片剂有每片 0.2mg、0.5mg。麦角新碱直接作用于子宫平滑肌，作用强而持久。其作用的强弱与子宫的生理状态和用药剂量有关。妊娠子宫对麦角新碱比未孕子宫敏感，临产或产后子宫更敏感；稍大剂量可引起子宫强直性收缩，对宫体和宫颈均有兴奋作用。大剂量时可使子宫强直性收缩，机械压迫肌纤维中的血管达到止血作用。主要用于预防和治疗产后出血、子宫复旧不良、月经过多等。孕妇有心血管疾病、妊娠高血压疾病等禁用。

（十二）抑制子宫收缩抗早产药物

1. β$_2$肾上腺素受体激动剂 盐酸利托君和沙丁胺醇为选择性 β$_2$受体激动药，子宫含有大量 β$_2$肾上腺素受体，受体的激活可抑制子宫平滑肌的收缩，减少子宫的活动，以延长妊娠期。主要用于治疗先兆早产。禁忌证为<20 周的妊娠、妊娠高血压疾病、死胎、绒毛膜羊膜炎，以及孕妇有心脏病、未控制的高血压、支气管哮喘等。

2. 硫酸镁 至今仍是广泛应用于抑制子宫收缩的传统药物。镁离子能抑制运动神经 - 肌肉接头乙酰胆碱的释放，阻断神经 - 肌肉连接处的传导，降低或解除神经收缩作用，同时对血管平滑肌有舒张作用，使痉挛的外周血管扩张、降低血压，因而对子痫有预防和治疗作用。对子宫平滑肌收缩也有抑制作用，可用于妊娠高血压疾病和抗早产。临床还常用于宫缩过频、胎心减慢时抑制宫缩，用于胎儿脑保护。肾功能不全、心肌损害、心脏传导阻滞禁用。每次用药前和用药过程中，定时做膝反射、测呼吸次数、观察排尿量，备葡萄糖酸钙。

3. 前列腺素合成酶抑制剂 吲哚美辛通过抑制体内前列腺素（PG）合成而产生解热、镇痛及消炎作用。肠溶片剂有每片25mg。栓剂有每粒25mg、50mg、100mg。妇产科可用于治疗月经痛。舒林酸是吲哚美辛的衍生物，主要用于治疗类风湿关节炎，片剂有每片 100mg、200mg。

（十三）枸橼酸氯米芬

枸橼酸氯米芬为人工合成的非甾体类制剂，化学结构与乙烯雌酚相似。口服片剂，每片 50mg。具有较强的抗雌激素作用和较弱的雌激素活性。低剂量能促进垂体前叶分泌促性腺激素，从而诱发排卵。高剂量则明显抑制垂体促进性腺激素的释放。对男性则有促进精子生成的作用，用于治疗少精症有效。主要治疗体内有一定雌激素水平的功能性闭经、无排卵性功能失调性子宫出血、多囊卵巢综合征及黄体功能不全等所致的不孕症。原因不明的不规则阴道流血、子宫内膜异位症、子宫肌瘤、卵巢囊肿、肝功能损害、神经抑郁、血栓性静脉炎禁用。

（十四）溴隐亭

溴隐亭是麦角生物碱的衍生物，多巴胺 D_2 受体激动药。口服片剂为每片 2.5mg。溴隐亭作用于下丘脑，增加催乳激素因子的分泌，抑制垂体合成和分泌催乳激素，也直接作用于腺垂体，抑制催乳激素细胞活性，使血中催乳激素水平下降而达到终止泌乳；溴隐亭还能解除催乳激素对促性腺激素分泌的抑制，恢复卵巢排卵。主要的不良反应是胃肠道不适。用于闭经 – 溢乳综合征、高催乳素血症、垂体微腺瘤及产后回奶等。

（十五）其他

1. 乙醇　干扰胎儿胎盘循环，导致胎儿缺氧，损害胎儿脑组织，其代谢产物乙醛有致畸作用，常致流产及胎儿综合征。表现为异常面容、肢体畸形、心脏畸形、身体语言发育障碍、智力低下等。有报道称乙称可使孕妇子代白血病发病率增加，无有效治疗措施，目前尚不了解乙醇的安全剂量。

2. 吸烟　可影响胎儿发育，导致流产早产、胎盘早期剥离、胎儿生长受限等，还可致子代体格及智力发育障碍。被动吸烟相当于低水平自动吸烟。

3. 咖啡因　研究表明，每天喝大于 7~8 杯咖啡可致死产、早产、新生儿低体重及自发性流产。对照研究表明口服小剂量咖啡因（约 1 杯）没有致畸作用。

》》 想一想

王女士，28 岁，已婚，平素月经规律，现停经 2 个月，近几日自感疲乏无力、头晕、嗜睡等，因工作忙而未去医院检查，自行在家服用感冒药（对乙酰氨基酚、感冒颗粒等），但症状未见明显改善，遂到医院就诊。经检查提示：怀孕第十周。

工作任务：

1. 王女士所服用的药物是否对胚胎有害？并说出理由。

2. 如果王女士有糖尿病病史，请问该用什么方法及药物控制血糖？并说明理由。

3. 请对王女士进行健康教育，告知其孕期如何合理用药。

练 习 题

单项选择题

1. 孕产期用药指导，下列说法错误的是

　　A. 妊娠期间可导致药物在肝内蓄积增加

　　B. 妊娠期间随着肾脏滤过率的减少，药物经肾排出会降低

　　C. 尽量避免联合用药

　　D. 能用小剂量药物就不用大剂量药物

　　E. 严格掌握用药剂量，及时停药

2. 关于子宫收缩的药物，下列说法错误的是

　　A. 前列腺素可用于诱发流产、中期引产和治疗产后出血

　　B. 缩宫素由动物的垂体后叶提取或化学合成而得

　　C. 缩宫素用于引产、催产、产后及流产后因宫缩无力或缩复不良引起的子宫出血

　　D. 麦角新碱直接作用于子宫平滑肌，作用强而持久

　　E. 妊娠合并心脏病的孕产妇出现宫缩乏力，可使用麦角新碱增加子宫平滑肌收缩力

3. 妊娠合并糖尿病需使用药物治疗时应选用

　　A. 优降糖　　　　　　　B. 消渴丸　　　　　　　C. 胰岛素

　　D. 降糖灵　　　　　　　E. 抗生素

4. 关于孕妇用药，下列说法错误的是

　　A. 孕期小剂量长期应用阿司匹林是有危害的

　　B. 对乙酰氨基酚用于缓解感冒症状，对孕妇相对安全

　　C. 孕妇及接种后 3 个月内可能妊娠的妇女不应接种活疫苗/菌苗

　　D. 孕妇在选择抗生素时，优先选择青霉素或红霉素

　　E. 喹诺酮类药物可能会影响胎儿软骨发育

（哈　梅）

任务三　高危妊娠的主要筛查方法与管理措施

子任务一　识别高危妊娠的常见危险因素

妊娠时存在可能危害孕产妇、胎儿或新生儿健康或发生不良结局的危险因素，称为高危妊娠。高危妊娠管理是围生期保健工作的重点，早期识别高危因素，筛查高危孕妇，可以尽早对高危孕妇进行系统管理，能够有效降低围生期母婴患病率、死亡率，

（一）孕妇自身因素

1. 年龄 <18 岁或 >35 岁。

2. 不良孕产史，如多年不孕、自然流产、早产、死胎、死产、新生儿死亡史、低出生体重史、巨大儿、畸形儿史、异常分娩史、产后出血史等。

3. 生殖器官异常或手术史，如纵隔子宫、子宫肌瘤切除术后、剖宫产术后等。

4. 家族病史或遗传性疾病。

5. 妊娠合并症或并发症，如妊娠合并糖尿病、心脏病、高血压、甲状腺功能亢进或低下、贫血、体重超重等；前置胎盘、胎盘期剥、胎膜早破、羊水量异常；妊娠早期病毒感染、用药；胎儿生长受限、多胎妊娠、巨大胎儿、过期妊娠、母儿血型不合等；胎位异常、骨盆异常、宫内感染、盆腔肿瘤等。

6. 不良嗜好，如吸烟、吸毒、酗酒等。

7. 孕期接触有毒、有害物质，如放射线、高温、苯、农药，以及职业毒物接触史等。

8. 心理因素，如焦虑、抑郁等。

（二）社会经济因素

家庭经济状况差，生活条件差、营养情况差等。

子任务二 高危妊娠的筛查方法

1. 孕妇初诊并建卡 通过询问病史、体格检查、辅助检查等筛查高危因素。

2. 每次产前检查 若发现新出现的高危因素，应及时筛查。

3. 必须筛查高危因素并评分的时间 妊娠 24～28 周，有条件者 32 周应再筛查一次。

4. 进行筛查的医疗机构 城市三区应到经市级卫生行政部门批准的市级医疗保健单位；农村三县应到经县级卫生行政部门批准的县级医疗保健单位。

5. 记录

（1）各级医疗保健机构在产前检查中发现高危因素者应在孕产妇保健手册的"高危妊娠评分"栏内记录并按照"高危妊娠评分指标"评分（表 2-3-1）。该评分指标的总分为 100 分，当减去孕妇具有的各种危险因素的分值后，若评分低于 70 分属于高危妊娠范畴。

表 2-3-1 Nesbitt 评分指标

高危因素		减分	高危因素	减分
1. 孕妇年龄	15～19 岁	10	月经失调	10
	20～29 岁	0	不育史：少于 2 年	10
	30～34 岁	5	多于 2 年	20
	35～39 岁	10	5. 妇科疾病　子宫颈不正常或松弛	20
	40 岁以上	20	子宫肌瘤（>5cm）	20
2. 婚姻状况	未婚或离婚	5	卵巢肿瘤（>6cm）	20
	已婚	0	子宫内膜异位症	5

续表

高危因素		减分		高危因素	减分
3. 产次	0 产次	10		急性：中度	5
	1～3 产次	0		重度	15
	4～7 产次	5		慢性：非消耗性	5
	8 产以上	10		消耗性	20
4. 过去分娩史	流产 1 次	5		尿路感染：急性	5
	3 次以上	30		慢性	25
	早产 1 次	10		糖尿病	30
	2 次以上	20		慢性高血压：中度	15
	死胎 1 次	10		重度	30
	2 次以上	30		合并肾炎	30
	新生儿死亡 1 次	10	6. 内科疾病与营养	心脏病：心功能 1～2 级	10
	2 次以上	30		心功能 3～4 级	30
	先天性畸形 1 次	10		心衰史	30
	2 次以上	20		贫血：Hb 10～11g	5
	新生儿损伤：骨骼	10		9～10g	10
	神经	20		9g	20
	骨盆狭小：临界	10		血型不合：ABO	20
	狭小	30		Rh	30
	先露异常史	10		垂体，肾上腺，甲状腺疾病	30
	剖宫产史	10		营养：不适应	10
				不良	20
				过度肥胖	30

（2）对妊娠风险筛查为阳性的孕产妇进行妊娠风险评估分级（表 2 - 3 - 2）。在孕产妇保健手册的封面上清晰标记高危妊娠的标识，以便引起医务人员的重视。"绿色"代表低风险，"黄色"代表一般风险，"橙色"代表较高风险，"红色"代表高风险，"紫色"代表传染病。

（3）在"孕期异常情况记录"中记录发生、治疗、转归的过程。

表 2 - 3 - 2 孕产妇妊娠风险评估表

评估分级	孕产妇相关情况
绿色（低风险）	孕妇基本情况良好，未发现妊娠合并症及并发症
黄色（一般风险）	1. 基本情况（9 项） 1.1 年龄≥35 岁或≤18 岁 1.2 BMI＞25 或＜18.5 1.3 生殖道畸形 1.4 骨盆狭小 1.5 不良孕产史（各类流产≥3 次、早产、围产儿死亡、出生缺陷、异位妊娠、滋养细胞疾病等） 1.6 瘢痕子宫

续表

评估分级	孕产妇相关情况
黄色 （一般风险）	1.7 子宫肌瘤或卵巢囊肿≥5cm 1.8 盆腔手术史 1.9 辅助生殖妊娠 2. 孕产期合并症（11项） 2.1 心脏病（经心内科诊治无需药物治疗、心功能正常）：先天性心脏病（不伴有肺动脉高压的房缺、室缺、动脉导管未闭；法洛四联症修补术后无残余心脏结构异常等）；心肌炎后遗症；心律失常；无合并症的轻度的肺动脉狭窄和二尖瓣脱垂 2.2 呼吸系统疾病：经呼吸内科诊治无需药物治疗、肺功能正常 2.3 消化系统疾病：肝炎病毒携带（表面抗原阳性、肝功能正常） 2.4 泌尿系统疾病：肾脏疾病（目前病情稳定肾功能正常） 2.5 内分泌系统疾病：无需药物治疗的糖尿病、甲状腺疾病、垂体泌乳素瘤等 2.6 血液系统疾病：妊娠合并血小板减少 [PLT(50~00)×10^9/L] 但无出血倾向；妊娠合并贫血（Hb 60~110g/L） 2.7 神经系统疾病：癫痫（单纯部分性发作和复杂部分性发作），重症肌无力（眼肌型）等 2.8 免疫系统疾病：无需药物治疗（如系统性红斑狼疮、IgA肾病、类风湿关节炎、干燥综合征、未分化结缔组织病等） 2.9 尖锐湿疣、淋病等性传播疾病 2.10 吸毒史 2.11 其他 3. 孕产期并发症（12项） 3.1 双胎妊娠 3.2 先兆早产 3.3 胎儿宫内生长受限 3.4 巨大儿 3.5 妊娠期高血压疾病（除外红、橙色） 3.6 妊娠期肝内胆汁淤积症 3.7 胎膜早破 3.8 羊水过少 3.9 羊水过多 3.10 ≥36周胎位不正 3.11 低置胎盘 3.12 妊娠剧吐
橙色 （较高风险）	1. 基本情况（2项） 1.1 年龄≥40岁 1.2 BMI≥28 2. 孕产期合并症（12项） 2.1 较严重心血管系统疾病：心功能Ⅱ级，轻度左心功能障碍或者EF 40%~50%；需药物治疗的心肌炎后遗症、心律失常等；瓣膜性心脏病（轻度二尖瓣狭窄瓣口＞1.5cm^2，主动脉瓣狭窄跨瓣压差＜50mmHg，无合并症的轻度肺动脉狭窄，二尖瓣脱垂，二叶式主动脉瓣疾病，马方综合征无主动脉扩张）；主动脉疾病（主动脉直径＜45mm），主动脉缩窄矫治术后；经治疗后稳定的心肌病；各种原因的轻度肺动脉高压（＜50mmHg）；其他 2.2 呼吸系统疾病：哮喘；脊柱侧弯；胸廓畸形等伴轻度肺功能不全 2.3 消化系统疾病：原因不明的肝功能异常；仅需要药物治疗的肝硬化、肠梗阻、消化道出血等 2.4 泌尿系统疾病：慢性肾脏疾病伴肾功能不全代偿期（肌酐超过正常值上限） 2.5 内分泌系统疾病：需药物治疗的糖尿病、甲状腺疾病、垂体泌乳素瘤；肾性尿崩症（尿量超过4000ml/d）等 2.6 血液系统疾病：血小板减少 [PLT 30~50)×10^9/L]；重度贫血（Hb 40~60g/L）；凝血功能障碍无出血倾向；易栓症（如抗凝血酶缺陷症、蛋白C缺陷症、蛋白S缺陷症、抗磷脂综合征、肾病综合征等）

评估分级	孕产妇相关情况
橙色 （较高风险）	2.7 免疫系统疾病：应用小剂量激素（如强的松 5～10mg/d）6 月以上，无临床活动表现（如系统性红斑狼疮、重症 IgA 肾病、类风湿关节炎、干燥综合征、未分化结缔组织病等） 2.8 恶性肿瘤治疗后无转移无复发 2.9 智力障碍 2.10 精神病缓解期 2.11 神经系统疾病：癫痫（失神发作）、重症肌无力（病变波及四肢骨骼肌和延脑部肌肉） 2.12 其他 3. 孕产期并发症（9 项） 3.1 三胎及以上妊娠 3.2 Rh 血型不合 3.3 瘢痕子宫（距末次子宫手术间隔 <18 个月） 3.4 瘢痕子宫伴中央性前置胎盘或伴有可疑胎盘植入 3.5 各类子宫手术史（如剖宫产、宫角妊娠、子宫肌瘤挖除术等）≥2 次 3.6 双胎、羊水过多伴发心肺功能减退 3.7 重度子痫前期、慢性高血压合并子痫前期 3.8 原因不明的发热 3.9 产后抑郁症、产褥期中暑、产褥感染等
红色 （高风险）	1. 孕产期合并症（12 项） 1.1 严重心血管系统疾病：各种原因引起的肺动脉高压（≥50mmHg）；复杂先心（法洛四联症、艾森曼格综合征等）和未手术的发绀型心脏病（SpO_2 <90%）；Fontan 循环术后；心脏瓣膜病：瓣膜置换术后，中重度二尖瓣狭窄（瓣口 <1.5cm^2），主动脉瓣狭窄（跨瓣压差 ≥50mmHg）、马方综合征等；各类心肌病；感染性心内膜炎；急性心肌炎；风湿性心脏病风湿活动期；妊娠期高血压性心脏病；其他 1.2 呼吸系统疾病：哮喘反复发作、肺纤维化、胸廓或脊柱严重畸形等影响肺功能者 1.3 消化系统疾病：重型肝炎、肝硬化失代偿、严重消化道出血、急性胰腺炎、肠梗阻等影响孕产妇生命的疾病 1.4 泌尿系统疾病：急、慢性肾脏疾病伴高血压、肾功能不全（肌酐超过正常值上限的 1.5 倍） 1.5 内分泌系统疾病：糖尿病并发肾病 V 级、严重心血管病、增生性视网膜病变或玻璃体积血、周围神经病变等；甲状腺功能亢进并发心脏病、感染、肝功能异常、精神异常等疾病；甲状腺功能减退引起相应系统功能障碍，基础代谢率小于 −50%；垂体泌乳素瘤出现视力减退、视野缺损、偏盲等压迫症状；尿崩症：中枢性尿崩症伴有明显的多饮、烦渴、多尿症状，或合并有其他垂体功能异常；嗜铬细胞瘤等 1.6 血液系统疾病：再生障碍性贫血；血小板减少（<30×10^9/L）或进行性下降或伴有出血倾向；重度贫血（Hb≤40g/L）；白血病；凝血功能障碍伴有出血倾向（如先天性凝血因子缺乏、低纤维蛋白原血症）；血栓栓塞性疾病（如下肢深静脉血栓、颅内静脉窦血栓等） 1.7 免疫系统疾病活动期，如系统性红斑狼疮（SLE）、重症 IgA 肾病、类风湿关节炎、干燥综合征、未分化结缔组织病等 1.8 精神病急性期 1.9 恶性肿瘤：妊娠期间发现的恶性肿瘤；治疗后复发或发生远处转移 1.10 神经系统疾病：脑血管畸形及手术史；癫痫全身发作；重症肌无力（病变发展至延脑、肢带肌、躯干肌和呼吸肌） 1.11 吸毒 1.12 其他严重内、外科疾病等 2. 孕产期并发症（3 项） 2.1 三胎及以上妊娠伴发心肺功能减退 2.2 凶险性前置胎盘，胎盘早剥 2.3 红色预警范畴疾病产后尚未稳定
紫色 （传染病）	所有妊娠合并传染性疾病——如病毒性肝炎、梅毒、HIV 感染及结核病、重症感染性肺炎、特殊病毒感染（H1N7、寨卡等）

6. 高危复评 每次产检复诊时都应进行高危复评，根据病情变化及时调整妊娠风险分级和管理措施。以后每次产检时，如发现新的高危因素要及时评估，应在孕 28 周、34 周、37 周、住院临产各期常规复评一次。

子任务三 高危妊娠的管理措施

（一）高危妊娠的登记、管理、转诊与处理

所有筛查出的高危孕妇均要专册登记，专案管理，分级管理。

（1）高危评分 5 分者，一般由基层卫生院负责监护和治疗，并做好定向分娩；高危评分 10 ~ 15 分者，由县（区）级医疗保健机构负责监护和治疗，并做好定向分娩；高危评分 20 分者，由市级和市级以上医疗保健机构负责保健和分娩。

（2）五色分级管理："黄色"等级的孕产妇，建议其在二级医疗机构接受孕产期保健和住院分娩。如有异常，应当尽快转诊到三级医疗机构；"橙色"及"红色"等级的孕产妇，建议其在县级及以上危重孕产妇救治中心接受孕产期保健，原则上应当在三级医疗机构住院分娩；"紫色"等级的孕产妇，按照传染病防治相关要求进行管理，并落实预防艾滋病、梅毒和乙肝母婴传播综合干预措施。

（3）如在治疗中未继续复诊者，应尽量追踪随访。经治疗后症状未见缓解，甚至病情加重者，应尽快转入上级医疗保健单位。

（4）会诊：要求农村由具有丰富临床经验的主治医师及以上的医师担任，城市由副主任医师及以上的医师担任。

（5）转诊：危重孕、产妇需转诊时，应与上级医院联系，并派出医师护送，转入的高危孕产妇应由高年资主治医师以上的医师认真检查治疗。

（二）常见疾病孕产妇的监护、转诊与处理

1. 妊娠期高血压疾病

（1）妊娠期高血压 血压 <150/100mmHg，尿蛋白阴性，无临床症状者，如在当地治疗 1 周后仍未好转，应转市、县级医疗保健单位高危门诊治疗。

（2）子痫前期 登记入册，报送县（区）级妇幼保健机构，及时转市、县级医疗保健单位的高危门诊治疗，追踪结局。如好转，1 周后高危门诊复查 1 次，正常后在当地医疗机构定期产前检查。

（3）重度子痫前期及子痫 登记入册，报送县（区）级妇幼保健机构，立即专人护送至市、县级医疗保健单位住院治疗。

2. 肝功能异常 SGPT 偏高、表面抗原阳性、小三阳及大三阳应登记入册，并转市、县级医疗保健单位的高危门诊做出治疗以及复查意见。如为急性肝病，应及时转送市、县级医疗保健单位或感染科医院诊治。

3. 妊娠合并贫血 如孕妇血红蛋白（Hb）浓度为 60 ~ 100g/L，给予积极治疗，如治疗 3 周后无效，应当城市三区转市级、农村三县转县级医疗保健单位高危门诊处理。Hb <60g/L 者，应及时转送市、县级医疗保健单位的高危门诊，尽快输血。

4. 内科并发症 每次产检均应常规询问病史并做检查，如合并有糖尿病、心脏病、肝

炎、肾脏病、肺结核等，应转送到市、县级医疗保健机构的高危门诊及相关门诊接受治疗。基层单位及时追踪病情转归，并入户随访，督促患者定期到当地门诊复查。

5. 一般产科并发症 先兆早产、胎膜早破、胎动及胎心异常、胎儿生长受限等，应及时转市、县级医疗保健单位产科门诊治疗。

6. 产科严重并发症 前置胎盘、胎盘早剥、不明原因产前出血、妊娠肝内胆汁淤积症等高危症，应及时转市、县级医疗保健单位诊断、监护及治疗。

7. 臀位 妊娠 28 周后发现为臀位，应登记入册，纠正治疗，1 周后复查仍未转归，需转市、县级医疗保健单位产科门诊处理。

（三）高危妊娠管理中各级医疗保健机构的职责

1. 中心卫生院、乡镇（街道）卫生院或保健站

（1）及时掌握本辖区内的孕妇情况，督促辖区内孕妇在孕 12 周前建立并认真填写《孕、产妇保健手册》，做好高危筛选评定，督促定期产检，督促所有孕妇至少在妊娠 24 ~ 28 周到市、县级妇幼保健机构进行一次高危筛查。做好定向分娩。

（2）定期与县（区）级妇幼保健机构核对高危孕妇情况，追踪结局。

（3）定期参加例会，及时报告当地高危孕妇动态情况。

（4）专册登记高危孕妇，并且对重度高危孕妇进行个案登记管理，做好高危孕妇的转诊、追踪随访、报告、结案等工作。凡评分 10 分及以上的高危孕妇，按照分级管理原则，应全部在县（区）级或以上医院分娩，产时高危孕产妇应及时转诊，并做好高危孕产妇的产后访视工作。

2. 区（县）级以上医院

（1）有专人负责孕产妇保健工作，掌握本院高危孕产妇情况，定期参加县（区）级例会。

（2）健全产前检查门诊常规，提高产检质量，认真填写保健手册，做到无缺项，数据真实可信。

（3）对基层转送的孕 24 ~ 28 周高危孕妇，应由主治医师以上医务人员进行严格筛查，在保健手册的"孕期异常情况记录"页盖上"××医院"或"县（区）或市级高危评定"章，并做出高危评定，记录详细情况。对新筛选出的高危孕妇情况，应及时反馈给当地妇幼保健机构。

（4）设立高危门诊及高危病房，接收高危孕产妇转诊，实行首诊负责制，对基层转入的高危孕产妇必须及时反馈病情。

（5）对重度高危孕产妇，应及时填写"重度高危妊娠报告卡"报同级妇幼保健机构。

（6）做好高危孕妇初诊登记、追踪、报告、结案工作，并定期进行分析。

（7）由院医务科、妇产科、儿科、内科、外科、麻醉科、急诊科以及辅助科室等组成的围生抢救小组，负责院内外重度高危孕产妇的会诊及抢救工作。

3. 各区（县）妇幼保健院 除承担区（县）级医院职责外，还需做好以下几项工作。

（1）专人负责本辖区高危妊娠管理工作，掌握高危孕妇情况，定期召开例会，了解全地区高危孕妇动态的情况，针对高危孕妇管理中存在的问题提出改进措施。

（2）掌握本地区重度高危孕妇情况，督促落实治疗及监护，了解个案动态情况，追踪结案。督促基层人员对高危孕妇情况定期核对，协助基层处理重度高危孕妇的转诊。

（3）发现毗邻区（县）的高危孕产妇，及时与所属区（县）妇幼保健机构联系。

4. 市妇幼保健院　除承担市级医院职责外，还需做好以下几项工作。

（1）专人负责全市高危妊娠管理工作，掌握全市高危妊娠管理动态，定期召开会议，总结经验，分析高危妊娠管理情况，做好质量控制和评价，以提高高危妊娠筛选质量，同时对各地高危妊娠管理中存在的问题提出干预措施。

（2）负责严重并发症的会诊，及时请专家诊治。

（3）负责对下级医疗保健单位的围生保健、产科质量等技术进行指导。

（4）组织每年市级孕产妇死亡评审，提出降低死亡率的干预措施。

>> **想一想**

某孕妇，37 岁，孕 13 周，孕 G_5P_1，人工流产 4 次，早产 1 次。体格检查：未发现阳性体征。产检：正常。辅助检查：Hb 95g/L，其余正常。自诉丈夫长期在外打工，独自在家生活，因此常常焦虑，情绪低落。

工作任务：

1. 请问该孕妇存在哪些高危因素？
2. 请对该孕妇进行高危妊娠评分，并进行妊娠风险评估分级。
3. 请问对该孕妇应该怎样进行监护和管理？

练习题

一、单项选择题

1. 红色风险孕妇应该在几级医疗机构住院分娩

 A. 一级   B. 二级   C. 三级

 D. 四级   E. 五级

二、多项选择题

2. 下列哪些是妊娠并发症

 A. 妊娠高血压综合征 B. 前置胎盘   C. 胎盘早剥

 D. 胎膜早破   E. 羊水过多或过少

3. 妊娠期常见的高危因素包括

 A. 年龄 <18 岁或 >35 岁

 B. 早孕建卡时体重 ≤40kg 或 >70kg

 C. 流产 ≥2 次

 D. 死胎、死产、新生儿死亡史、难产史、产后出血史

 E. 焦虑、恐惧、精神障碍、抑郁症

4. 高危妊娠筛查时间是

    A. 孕妇在建卡单位初诊时

    B. 在每次产前检查时评估高危因素

    C. 妊娠 24～28 周

    D. 妊娠 32 周

    E. 妊娠 36 周

（贾　佳）

任务四　妊娠期感染性疾病

一、梅毒

梅毒（Syphilis）是由苍白（梅毒）螺旋体引起的一种具有传染性、慢性、全身性的疾病。主要通过性途径传播，临床上可表现为一期梅毒、二期梅毒、三期梅毒、潜伏梅毒和先天梅毒（胎传梅毒）等，被列为我国法定乙类重要传染病。

（一）病原体

梅毒螺旋体是梅毒的病原体，因其透明，不易着色，亦称苍白密螺旋体（Treponema Pallidum，TP），属密螺旋体属。菌体细长，形似细密的弹簧，螺旋弯曲规则，平均 6～12 个螺旋，两端尖直，平均长 6～10μm，横径 0.15μm，运动缓慢而有规律，实验室常用染料不易着色，可用暗视野显微镜或相差显微镜观察菌体。

梅毒螺旋体在人体外存活力低，40℃时失去传染力，56℃ 3～5 分钟、煮沸立即死亡；在潮湿的生活用品上可存活数小时，不耐干燥，离体干燥 1～2 小时死亡。对肥皂水和常用消毒剂（70% 乙醇、0.1% 苯酚、0.1% 升汞）敏感，对青霉素、四环素、砷剂等敏感，耐低温。血液中的梅毒螺旋体 4℃ 放置 3 天后可死亡，故认为血库冷藏的血液 3 天以上无传染梅毒的危险。

（二）传播途径

1. 传染源　梅毒患者是梅毒的唯一传染源，梅毒螺旋体通常存在于患者破损皮肤处的黏膜、血液、精液、乳汁和唾液等处。

2. 传播途径　性传播、垂直传播和血液传播是其常见的 3 种传播途径。

（1）性传播　为最主要的传播途径，占 95%。未经治疗在感染后 1 年内传染性最强，随病程延长，传染性逐渐减弱，一般认为病程超过 4 年，性接触基本无传染性。

（2）垂直传播　妊娠合并梅毒的孕妇可通过胎盘将梅毒螺旋体传给胎儿，从而引起先天梅毒（胎传梅毒）。即使梅毒孕妇病期超过 4 年，梅毒螺旋体仍可通过胎盘感染胎儿。未经治疗的一期、早期潜伏和晚期潜伏梅毒的母儿垂直传播率分别为 70%～100%、40%～10%。新生儿可在分娩时通过产道被传染，亦可通过哺乳或接触被污染衣物、用具而感染。妊娠合并梅毒感染可导致流产、早产、死胎、死产、先天梅毒儿。其中，先天梅毒儿约占死胎的 30%，早期表现为皮肤大疱、皮疹、鼻炎及鼻塞、肝脾肿大、淋巴结肿大；晚期多出现在 2 岁以后，表现为马鞍鼻、间质性角膜炎、骨膜炎等，病死率和致残率显著升高。

（3）血液传播　偶可经被梅毒患者分泌物污染的衣物等间接感染，少数通过输入传染性梅毒患者的血液而感染。

（三）临床表现

1. 获得性显性梅毒

（1）一期梅毒　典型临床表现为硬下疳。好发部位为尿道口、大小阴唇、阴蒂、宫颈、肛门、肛管等，也可见于唇、舌、乳房等部位。硬下疳多在感染梅毒后 7～60 天出现，大多数硬下疳为单发、无痛无痒、圆形或椭圆形、边界清晰的溃疡，高出皮面，疮面较清洁，若出现继发感染者，则疮面分泌物较多。触之有软骨样硬度。一般持续时间为 4～6 周，可自愈。

（2）二期梅毒　以二期梅毒疹为特征，有全身症状，一般在硬下疳消退后相隔一段无症状期再发生。梅毒螺旋体可伴随着血液循环播散至身体各处，造成全身多处淋巴结肿大，也可累及骨、关节等其他器官，形成病灶和多部位的损伤。全身症状发生在皮疹出现前，表现为发热、头痛、骨关节酸痛、肝脾肿大、淋巴结肿大，随后出现皮肤梅毒疹。梅毒疹的特点为疹型多样和反复发生、广泛而对称、不痛不痒，愈后多不留瘢痕，驱梅治疗后迅速消退。主要疹型有斑疹样、丘疹样、脓疱性梅毒疹及扁平湿疣、掌跖梅毒疹等。梅毒进入二期时，梅毒血清学试验几乎 100% 阳性。

（3）三期梅毒　若二期梅毒治疗不充分，长时间反复发作，患者就会进入三期梅毒，也称晚期梅毒。突出特点是皮肤黏膜的溃疡性损害或内脏器官的肉芽肿样变（梅毒瘤），可累及机体任意组织和器官，造成各内脏、神经、皮肤、骨、关节等严重损害，可致残，严重者可危及生命。①皮肤黏膜损害：结节性梅毒疹好发于头皮、肩胛、背部及四肢的伸侧；树胶样肿常发生在小腿部，为深溃疡形成，萎缩样瘢痕；发生在上额部时，组织坏死、穿孔；发生于鼻中隔者则使骨质破坏，形成马鞍鼻；舌部者为穿凿性溃疡；阴道损害为出现溃疡，可形成膀胱阴道漏或直肠阴道漏等。②近关节结节：是梅毒性纤维瘤缓慢生长的皮下纤维结节，呈对称性，大小不等，质硬、不活动、不破溃、表皮正常，无炎症、无痛，可自消。③心血管梅毒：主要侵犯主动脉弓部位，可发生主动脉瓣闭锁不全，引起梅毒性心脏病。④神经梅毒：发生率约 10%，可在感染早期或数年、十数年后发生。可无症状，也可发生梅毒性脑膜炎、脑血管梅毒、脑膜树胶样肿、麻痹性痴呆。此期梅毒病程长，通常在感染后 2～15 年发生，但此期患者病灶中存在的螺旋体很少，不易被检出。

一、二期梅毒合称为早期梅毒，此时期梅毒的传染性较强但破坏力弱；三期梅毒的传染性弱，但对人体的破坏力极大。

2. 获得性隐性梅毒　有梅毒感染史，但无梅毒感染的临床症状或者症状已消失，梅毒血清试验阳性，脑脊液检查正常，且无任何阳性体征，称为隐性梅毒（潜伏期梅毒）。感染梅毒 2 年内称为早期潜伏梅毒，2 年以上的称为晚期潜伏梅毒。潜伏期梅毒的发生通常与宿主的免疫力强或者临床治疗时用药剂量不足有关。

3. 先天性梅毒　又称为胎传梅毒，是指梅毒螺旋通过母体胎盘进入胎儿的血液循环后，造成胎儿的全身性感染，可引起流产或死胎。若胎儿能继续存活则被称为梅毒儿。梅毒儿出生后通常会伴有皮肤梅毒瘤、骨膜炎、神经性耳聋等疾病。可分为以下几种类型。

（1）早期先天梅毒　患儿出生时即瘦小，出生后约3周出现症状，表现为全身淋巴结肿大，无粘连、无痛、质硬，多有梅毒性鼻炎。出生后约6周出现皮肤损害，呈水疱-大疱型皮损或斑丘疹、丘疹鳞屑性损害，可发生骨软骨炎、骨膜炎。多有肝脾肿大，并发血小板减少和贫血。神经梅毒少见，通常不发生硬下疳，属于先天梅毒的特征之一。

（2）晚期先天梅毒　多发生在2岁以后。一类是早期病变所致的骨、齿、眼、神经及皮肤的永久性损害，如马鞍鼻、郝秦森齿等，无活动性。另一类是活动性损害所致的临床表现，如角膜炎、神经性耳聋、神经系统表现异常、脑脊液变化、肝脾肿大、鼻或颚树胶肿、关节积水、骨膜炎、指炎及皮肤黏膜损害等。

（3）先天潜伏梅毒　是指患儿未经治疗，无临床表现，但梅毒血清反应阳性。年龄小于2岁者为早期先天潜伏梅毒，大于2岁者为晚期先天潜伏梅毒。

（四）诊断

1. 孕产妇梅毒诊断　除病史和临床表现外，主要根据梅毒血清学检测试验确诊。梅毒血清学检测试验包括梅毒螺旋体血清学试验和非梅毒螺旋体血清学试验。

（1）梅毒螺旋体血清学试验　常用方法包括梅毒螺旋体颗粒凝集试验（TPPA）、酶联免疫吸附试验（ELISA）、化学发光免疫试验（CLIA）、快速检测（RT）等。

（2）非梅毒螺旋体血清学试验　常用方法包括甲苯胺红不加热血清试验（TRUST）、快速血浆反应素环状卡片试验（RPR）等。

（3）梅毒螺旋体IgM抗体检测　敏感性高，对早期诊断胎传梅毒具有较大意义。由于IgM抗体分子较大，其母体IgM抗体不能通过胎盘，如果TP-IgM阳性，则表示胎儿已被感染。

（4）分子生物学检测　用聚合酶链式反应（polymerase chain reaction，PCR）技术扩增选择的螺旋体DNA序列，使目的螺旋体DNA拷贝数量增加，便于用特异性探针来进行检测，提高诊断率。

（5）脑脊液检查　主要用于诊断神经梅毒，包括脑脊液白细胞计数、总蛋白测定、RPR及TPPA试验等。

2. 先天梅毒诊断　梅毒感染产妇所生儿童符合下列任何一项，可诊断为先天梅毒。

（1）儿童的皮肤黏膜损害或组织标本病原学检查阳性（病原学检测方法包括暗视野显微镜、镀银染色镜检和核酸扩增试验）。

（2）出生时梅毒螺旋体IgM抗体检测阳性。

（3）出生时非梅毒螺旋体血清学试验定量检测结果阳性，滴度大于等于母亲分娩前滴度的4倍（2个稀释度），且梅毒螺旋体血清学试验结果阳性。

（4）出生时不能诊断先天梅毒的儿童，任何一次随访过程中非梅毒螺旋体血清学试验结果由阴转阳或上升4倍滴度（2个稀释度），且梅毒螺旋体血清学试验阳性。

（5）18月龄前未能诊断先天梅毒的儿童，18月龄后梅毒螺旋体血清学试验仍阳性。

（五）治疗

1. 治疗原则　强调早诊断，早治疗，疗程规范，剂量足够，定期进行临床和实验室随访。性伴侣同查同治。青霉素 G 胃肠外给药是所有病期梅毒治疗的首选。早期梅毒经彻底治疗可临床痊愈，消除传染性。晚期梅毒治疗可消除组织内炎症，但已破坏的组织难以修复。

2. 治疗方案　孕产妇一旦发现梅毒感染，即刻开始治疗，可选择以下任意一种方案。

（1）苄星青霉素，240 万单位，分两侧臀部肌内注射，每周 1 次，连续 3 次为 1 个疗程。

（2）普鲁卡因青霉素，80 万单位/日，肌内注射，连续 15 日为 1 个疗程。

（3）若青霉素过敏，无头孢曲松钠过敏史，可使用头孢曲松钠，1g/d，肌内注射或静脉点滴，连续 10 日为 1 个疗程。

（4）若青霉素过敏同时头孢曲松钠也过敏时，使用红霉素口服（禁用四环素、多西环素），每次 500mg，4 次/日，连服 15 日为 1 个疗程。

3. 注意事项

（1）规范治疗的定义　①使用青霉素治疗；②按照治疗方案要求全程、足量治疗；③治疗应在分娩前 1 个月完成。

（2）临产时发现的感染孕产妇，应立即启动并完成 1 个疗程的治疗。

（3）梅毒螺旋体血清学试验阳性、非梅毒螺旋体血清学试验阴性的孕产妇，应给予 1 个疗程的治疗。

（4）苄星青霉素治疗期间，若中断治疗超过 1 周；或采用其他药物（普鲁卡因青霉素、头孢曲松或红霉素）治疗期间，遗漏治疗 1 日或超过 1 日，均应重新开始计算疗程并继续治疗。

（5）治疗结束后应当定期随访。每月进行 1 次非梅毒螺旋体血清学试验定量检测，若 3~6 个月内非梅毒螺旋体血清学试验滴度未下降 4 倍（2 个稀释度），或滴度上升 4 倍（2 个稀释度），或检测结果由阴转阳，应当立即再给予 1 个疗程的梅毒治疗。

（6）孕期用红霉素治疗的孕妇，在分娩后应使用多西环素复治（多西环素，100mg，2 次/日，连服 15 日），治疗期间不能哺乳，所生的婴儿应按照先天梅毒治疗方案给予相应的治疗。

（7）对于母亲孕期未接受规范治疗，且非梅毒螺旋体检测阳性的儿童，按照先天梅毒治疗。

（8）感染孕妇分娩前必须进行非梅毒螺旋体血清学试验定量检测，以便与所生新生儿非梅毒螺旋体血清学试验定量检测结果进行比较，以此作为后续诊治的依据。

4. 儿童预防性治疗

（1）治疗对象　所有梅毒感染孕产妇所生的新生儿。

（2）治疗方案　苄星青霉素，5 万单位/千克体重，1 次肌内注射（分两侧臀部肌内注射）。

5. 先天梅毒治疗　有条件的地区应进行脑脊液检查，包括常规检查及脑脊液梅毒血清学试验，以判断是否有神经系统损害。

（1）脑脊液正常者　同预防性治疗方案，即苄星青霉素，5 万单位/千克体重，1 次肌内注射（分两侧臀部肌注）。已接受过预防性治疗的先天梅毒患儿不须重复治疗。

（2）脑脊液异常者　可选择以下任意一种方案。

1）青霉素，每次 5 万单位/千克体重，每 8 小时 1 次（7 日内新生儿，每 12 小时 1 次），静脉滴注，连续 10 ~ 14 日。

2）普鲁卡因青霉素，每次 5 万单位/千克体重，每日 1 次，肌内注射，连续 10 ~ 14 日。治疗期间如果遗漏治疗 1 日或超过 1 日，需重新计算治疗疗程，再次开始治疗。

3）如无条件检查脑脊液，按脑脊液异常者治疗。

（6）处理流程　妊娠期梅毒的处理见图 2 - 4 - 1。

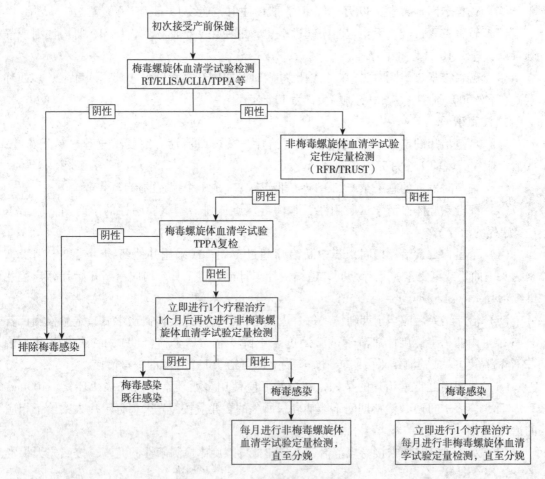

图 2 - 4 - 1　妊娠期梅毒处理流程

（七）预后

早期梅毒经彻底治疗可痊愈并去除传染性。梅毒治疗后第 1 年内应每 3 个月复查血清 1 次，以后每 6 个月 1 次，共 3 年。末次复查包括检查脑脊液、神经梅毒和心血管梅毒。梅毒感染产妇所生婴儿自出生时开始，定期进行梅毒血清学检测和随访，直至排除或诊断先天梅毒。

二、艾滋病

艾滋病（acquired immune deficiency syndrome，AIDS）又称获得性免疫缺陷综合征，其

病原体为人类免疫缺陷病毒（human immunodeficiency virus，HIV），也称艾滋病病毒。HIV 主要侵犯人体的免疫系统，包括 $CD4^+T$ 淋巴细胞、单核巨噬细胞和 DC 等，主要表现为 $CD4^+T$ 淋巴细胞数量不断减少，最终导致人体细胞免疫功能缺陷，引起各种机会性感染和肿瘤的发生。被列为我国法定乙类重要传染病。

AIDS 是影响全球公众健康的重要公共卫生难题。据联合国艾滋病规划署统计，平均每年超 200 万 HIV 感染孕妇分娩，每天约 1600 个新生儿感染 HIV，严重威胁全球母婴安全。

（一）病原体

HIV 属于反转录病毒科慢病毒属中的人类慢病毒组，为直径 100～120nm 的球形颗粒，由核心和包膜两部分组成。HIV 在外界环境中的生存能力较弱，对物理因素和化学因素的抵抗力较低。70% 乙醇、碘酊、过氧乙酸、戊二醛、次氯酸钠等对 HIV 都有良好的灭活作用。但紫外线或 γ 射线不能灭活 HIV。HIV 对热敏感，对低温的耐受性强于高温。56℃ 处理 30 分钟可使 HIV 在体外对人的 T 淋巴细胞失去感染性，但不能完全灭活血清中的 HIV；100℃ 处理 20 分钟可将 HIV 完全灭活。

（二）传染源

传染源为 HIV 感染者和 AIDS 患者。HIV 无症状感染者由于不易发现与管理，是更为重要的传染源。HIV 感染的高危人群有男性同性恋者、性工作者、多个性伴侣、静脉注射毒品者、与 HIV 感染者/AIDS 患者有性接触者。

HIV 主要存在于传染源的血液、精液、阴道分泌物、胸腹水、脑脊液、羊水和乳汁等体液中。

（三）传播途径

HIV 传播途径包括：经性接触（包括不安全的同性、异性和双性性接触），经血液及血制品传播（包括共用针具静脉注射毒品，不安全、不规范的介入性医疗操作，纹身等），经母婴传播（包括宫内感染、分娩时和哺乳传播）。其中，性传播是最主要的传播途径。

（四）临床表现

从初始感染 HIV 至终末期是一个漫长、复杂的过程，在病程的不同阶段，与 HIV 相关的临床表现多种多样。根据感染后的临床表现，HIV 感染的全过程可分三个期，即急性期、无症状期和艾滋病期。

1. 急性期　通常是指在感染 HIV 后的 6 个月内。临床表现以发热最为常见，可伴有咽痛、盗汗、恶心、呕吐、腹泻、皮疹、关节疼痛、淋巴结肿大及神经系统症状。大多数患者临床症状轻微，持续 1～3 周后自行缓解。此期在血液中可检测到 HIV RNA 和 p24 抗原，$CD4^+T$ 淋巴细胞计数一过性减少，$CD4^+/CD8^+T$ 淋巴细胞比值倒置。部分患者可有白细胞和血小板计数轻度减少或肝脏生化指标异常。

2. 无症状期　可从急性期进入此期，或无明显的急性期症状而直接进入此期。持续时间一般为 4～8 年。其时间长短与病毒载量和病毒型别、感染途径、机体免疫状况、营养条件及生活习惯等因素相关。在无症状期，由于 HIV 在感染者体内不断复制，免疫系统受损，$CD4^+T$ 淋巴细胞计数逐渐下降，可出现淋巴结肿大等症状或体征。

3. 艾滋病期 为感染 HIV 后的终末阶段。患者 CD4$^+$T 淋巴细胞计数多 < 200 个/μl。此期主要临床表现为 HIV 相关症状、体征及各种机会性感染和肿瘤。突出表现为致病性感染，病原体包括原虫、真菌、病毒、细菌感染；恶性肿瘤的发生，如卡波西肉瘤（Kaposi 肉瘤）、淋巴瘤等；以及原因不明的细胞免疫缺陷。其临床表现有四种类型。

（1）肺型 表现为缺氧、呼吸困难、胸痛和 X 线检查呈弥漫性肺部浸润。肺部感染占艾滋病症状的 50%，其中卡氏肺囊虫引起的肺炎占 80%。

（2）中枢神经系统型 约 30% 艾滋病病例出现此型，由病原体感染中枢神经系统或肿瘤、血管并发症及中枢系统的脑损害，表现为头痛、意识障碍、痴呆、抽搐以及局灶性和周围神经功能障碍，导致严重后果。

（3）胃肠型 水样便，每天 10～20 次，体重减轻，衰弱。病原体主要为隐孢子虫。

（4）发热型 因病原体感染，出现高热、不适、乏力及全身淋巴结大。

（五）诊断

诊断原则：HIV 感染/AIDS 的诊断需结合流行病学史、临床表现和实验室检查等进行综合分析。HIV 抗体和病原学检测是确诊 HIV 感染的依据；流行病学史是诊断急性期和婴幼儿 HIV 感染的重要参考；CD4$^+$T 淋巴细胞检测和临床表现是 HIV 感染分期诊断的主要依据；AIDS 的指征性疾病是 AIDS 诊断的重要依据。

1. 成人、青少年及 18 月龄以上儿童，符合下列 1 项者即可诊断 HIV 感染：①HIV 抗体筛查试验阳性和 HIV 补充试验阳性；②有流行病学史或 AIDS 相关临床表现，2 次 HIV 核酸检测均为阳性；③HIV 分离试验阳性。

2. 18 月龄及以下儿童，符合下列 1 项者即可诊断 HIV 感染：①为 HIV 感染母亲所生和 2 次 HIV 核酸检测均为阳性（第 2 次检测需在出生 4 周后采样进行）；②有医源性暴露史，HIV 分离试验结果阳性或 2 次 HIV 核酸检测均为阳性；③HIV 感染母亲所生和 HIV 分离试验阳性。

（六）治疗

1. 孕产妇治疗方案

（1）对于孕期发现艾滋病感染孕产妇，应当立即给予抗病毒治疗，可选择以下三种方案中的任意一种。

方案一：替诺福韦（TDF）+ 拉米夫定（3TC）+ 洛匹那韦/利托那韦（LPV/r）。

方案二：替诺福韦（TDF）+ 拉米夫定（3TC）+ 依非韦伦（EFV）。

方案三：齐多夫定（AZT）+ 拉米夫定（3TC）+ 洛匹那韦/利托那韦（LPV/r）。

（2）孕前已接受抗病毒治疗的孕产妇，根据病毒载量检测结果进行病毒抑制效果评估。如病毒载量小于 50 拷贝/ml，可保持原治疗方案不变；否则，应酌情调整抗病毒治疗用药方案。

（3）对于孕晚期（孕 28 周之后）发现的艾滋病感染孕产妇，有条件的情况下推荐使用：替诺福韦（TDF）+ 拉米夫定（3TC）/恩曲他滨（FTC）+ 整合酶抑制剂。

（4）安全助产，HIV 感染并非剖宫产术指征。对于孕早、中期已经开始 ART、规律服用药物、无 AIDS 临床症状，或孕晚期病毒载量 < 1000 拷贝/ml，或已临产的孕妇，不建议

实施剖宫产，避免紧急剖宫产。若病毒载量 >1000 拷贝/ml 或分娩时病毒载量未知，建议在妊娠 38 周计划剖宫产，以最大程度减少 HIV 母婴传播。产前检查及分娩过程中尽量避免可能增加母婴传播危险的损伤性操作，包括会阴侧切、人工破膜、宫内胎儿头皮监测、使用胎头吸引器或产钳助产等。应严密观察并积极处理产程，尽可能减少新生儿接触母亲血液、羊水及分泌物的时间和机会。

2. 艾滋病感染孕产妇所生儿童治疗

（1）母婴传播风险评估　对所有的艾滋病感染孕产妇及所生儿童进行母婴传播风险评估，以确定儿童预防治疗方案。风险评估依据孕产妇抗病毒治疗、实验室检测等情况，将所生儿童分为高暴露风险儿童和普通暴露风险儿童。符合以下条件之一的孕产妇所生儿童为艾滋病高暴露风险儿童，其他为普通暴露风险儿童。

1）感染孕产妇孕晚期 HIV 病毒载量 >50 拷贝/ml。

2）感染孕产妇无孕晚期 HIV 病毒载量检测结果，孕期抗病毒治疗不足 12 周。

3）孕产妇临产时或分娩后 HIV 初筛试验阳性。

（2）艾滋病感染孕产妇所生儿童治疗

1）普通暴露风险儿童　应当在出生后 6 小时内尽早开始服用抗病毒药物，服药至出生后 4 周。可选择奈韦拉平或齐多夫定，如选择母乳喂养，首选奈韦拉平。

2）高暴露风险儿童　儿童应在出生后 6 小时内尽早开始服用三联抗病毒药物，至出生后 6 周。出生后 2 周内，齐多夫定（AZT）+ 拉米夫定（3TC）+ 奈韦拉平（NVP）。出生 2~6 周，齐多夫定（AZT）+ 拉米夫定（3TC）+ 洛匹那韦/利托那韦（LPV/r）。

（3）HIV 暴露新生儿随访管理　在出生后 48 小时内、6 周及 3 个月提供 HIV 核酸检测，有利于进行 HIV 感染早期诊断。HIV 抗体检测在出生后 12 个月和 18 个月进行。核酸检测阴性而 18 个月时抗体阳性的 HIV 暴露儿童需在出生后 24 个月再进行 1 次 HIV 抗体检测。

为监测服用预防感染药物的安全性，出生后需进行血常规及肝功能检查，之后监测的时间间隔取决于肝功能和血常规的数值、孕龄、新生儿的临床状况以及药物的使用情况。

（4）喂养指导　HIV 感染孕妇所生婴儿，提倡人工喂养，避免母乳喂养，杜绝混合喂养。对于因不具备人工喂养条件而选择母乳喂养的产妇，指导其坚持正确的纯母乳喂养，在整个哺乳期间必须坚持 ART 治疗，喂养时间不超过 6 个月。对于选择人工喂养的，指导其正确冲配奶粉和清洁消毒器具。

（七）处理流程

妊娠期 HIV 感染者的处理见图 2-4-2。

（八）预防

1. 加强宣教　正确使用安全套，采取安全的性行为；不吸毒，不共用针具。

2. 早期预防　对于感染 HIV 的高风险人群，在知情同意及高依从性前提下提供抗病毒药物以进行相应的暴露前预防。

3. HIV 孕产妇管理　育龄期患者接受 ART 且病毒持续控制的情况下可选择排卵期自然受孕或体外授精。若病毒载量检测受限或不可及的情况下，建议接受 ART 半年以上再进行受孕。

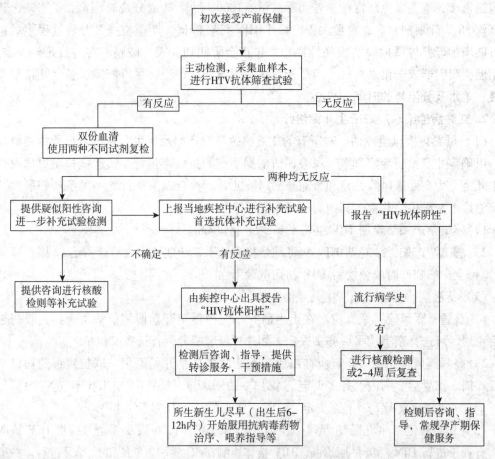

图 2 - 4 - 2　妊娠期 HIV 感染处理流程

4. 加强对 HIV/AIDS 患者所生的子女的 HIV 相关检测，并提供相应的咨询服务。

5. 降低母婴传播概率　尽可能缩短破膜距分娩的时间；注意分娩时新生儿眼和脸的保护，尽量避免胎儿暴露于母体血液和体液。

》 想一想

某孕妇，26 岁，G_1P_0，孕 40 周待产入院。体格检查：未发现阳性体征；产检：宫高、腹围、胎心、胎位等均正常。辅助检查：RPR（＋）滴度 1：2，TPPA（＋）。现病史：追问病史，患者从来不知道自己曾患有梅毒，亦从未有过不适主诉及生殖器、皮肤、黏膜等的异常表现。

家族史：现任丈夫 RPR、TPPA 均（－），四年前曾与前男友有性生活史。

工作任务：

1. 临床诊断是什么？该孕妇为什么没有典型的临床表现？

2. 该孕妇还需要按正规疗程来治疗吗？怎样用药？

3. 该孕妇出院后应怎样随访？

练习题

一、单项选择题

1. 产前检查中胎儿系统超声检查的时间是

    A. 妊娠 18 ~ 20 周　　　　B. 妊娠 10 ~ 12 周　　　　C. 妊娠 36 ~ 40 周

    D. 妊娠 20 ~ 24 周　　　　E. 妊娠 30 ~ 32 周

2. 妊娠期糖尿病筛查的时间是

    A. 妊娠 18 ~ 20 周　　　　B. 妊娠 24 ~ 28 周　　　　C. 妊娠 10 ~ 12 周

    D. 妊娠 30 ~ 32 周　　　　E. 妊娠 20 ~ 24 周

3. 以下哪项检查诊断胎儿染色体异常疾病的可靠性最高

    A. 羊膜腔穿刺术　　　　B. 唐氏筛查　　　　C. 胎儿系统超声检查

    D. NT　　　　E. B 超

4. 以下关于孕期用药原则错误的是

    A. 避免"忽略用药"

    B. 孕期药物尽量少用，尤其在妊娠前 3 个月

    C. 使用对胎儿有影响的药物时，应当权衡利弊

    D. 中药一般比较安全，孕妇可以使用

    E. 用结论肯定的药物

5. 有关妊娠期梅毒，正确的是

    A. 16 周前孕妇梅毒螺旋体也可感染胎儿

    B. 晚期梅毒传染胎儿的可能性较早期梅毒大

    C. 梅毒经胎盘传给胎儿，一般不会导致流产

    D. 妊娠梅毒感染可采用四环素治疗

    E. 整个孕期，胎盘滋养细胞有屏障作用

6. 对于妊娠合并梅毒，下列哪项叙述是不恰当的

    A. 早期梅毒可通过胎盘传给胎儿

    B. 早期表现为皮肤损害，晚期能侵犯心血管等重要脏器

    C. 梅毒病原体不会在胎儿内脏和组织中繁殖

    D. 可能与死胎、早产及胎盘病变有关

    E. 早期梅毒经彻底治疗可临床痊愈，消除传染性

7. 以下哪项不是艾滋病传播的主要途径

    A. 母乳中含有 HIV，通过母乳喂养传播

    B. 胎儿接触含有病毒的血液及宫颈 – 阴道分泌物

    C. 血液及血液制品传播

    D. 接触唾液、尿液等感染了 HIV 的体液

    E. 破损的皮肤黏膜接触了感染有 HIV 的公共用具

8. 以下描述错误的是

    A. 孕前或第一次产检时应进行筛查乙肝、艾滋病、梅毒

    B. 孕期检查出梅毒阳性，不需要治疗，应等待生产后再治疗

    C. 第一次产检时应测量脉搏、血压、身高、体重、心肺听诊、优生优育咨询、营养咨询测评

    D. 系统超声检查有助于发现胎儿结构畸形

    E. 无创产前检测可检测胎儿 21 – 三体、18 – 三体、13 – 三体及性染色体异常

二、多项选择题

9. 第一次产检时应

    A. 详细询问妊娠相关病史

    B. 确定孕龄，推算预产期

    C. 评估是否存在影响妊娠的危险因素

    D. 尽早发现并发症

    E. OGTT 检查

10. 以下说法正确的是

    A. 孕前或初次产前检查进行宫颈细胞学检查

    B. 怀疑宫颈病变，孕期应积极治疗

    C. 孕妇不应吸烟，丈夫可以吸烟

    D. 在第一次产检时应询问孕妇是否存在家庭暴力

    E. 血尿常规是产检的常规检查项目

11. 下列哪些情况应行羊膜腔穿刺检查

    A. 唐氏筛查为高危

    B. 年龄 >35 岁

    C. 以前生育过出生缺陷儿

    D. 有出生缺陷分娩家族史

    E. 孕妇本人或丈夫是出生缺陷儿者

（贾　佳　毛佳伊）

项目三　分娩期第一产程的处理技术

任务一　分娩镇痛

子任务一　认识分娩疼痛

分娩疼痛是由于子宫颈收缩引起的疼痛，贯穿整个分娩过程。分娩过程中子宫阵发性收缩，引起子宫下端、子宫经管扩张以及盆底、会阴受压牵拉，刺激游离神经末梢，形成神经冲动，并沿着传入神经纤维，经脊髓上传至大脑痛觉中枢，使产妇产生疼痛的感受。疼痛可以帮助机体产生适应性反应，分娩疼痛能促进机体内啡肽的产生，帮助产妇为分娩做好准备。正常分娩过程中的分娩疼痛是一种生理性疼痛。

产妇第一产程的疼痛主要来自子宫肌肉收缩和宫颈的扩张，表现为阵发性、进行性加强的腹部胀痛和腰背部的酸胀疼痛和牵拉疼痛感，部位不明确，范围较广。第二产程的疼痛除继续来自子宫肌肉收缩外，还有胎头对盆底、直肠和会阴组织的压迫和扩张、牵拉，伴随疼痛产妇还会感受到便意。

分娩疼痛的程度不仅受到刺激强度的影响，也受到其他诸多因素的影响，如：①产妇的生理状态，有无感染；②产妇的精神状态，有无焦虑、紧张、恐惧情绪等；③分娩的次数，有无阴道分娩经验；④胎儿大小是否合适，有无胎方位异常；⑤产妇的文化、教育背景，孕期对分娩知识的了解程度；⑥社会支持度，如家庭成员的积极支持，或具有生育经验的同伴支持陪护；⑦医疗支持，如分娩镇痛等措施。

分娩疼痛对分娩、胎儿的可能影响如下。

1. 对分娩的影响 分娩疼痛可能给产妇带来巨大的痛苦。产妇宫缩疼痛时呻吟、哭泣、烦躁、焦虑，甚至呕吐、情绪失去控制，会导致产妇肾上腺素水平上升，内啡肽分泌减少，从而出现疼痛感受加剧，引起产妇心率加快、血压升高、呼吸急促等一系列反应，严重者出现内环境紊乱，从而导致产程延长、精神性难产等不良结果。

2. 对胎儿的影响 剧烈的分娩疼痛使产妇处于应激状态，体内释放大量的儿茶酚胺，从而导致子宫灌注减少、机体耗氧增加，导致胎儿缺氧和低氧代谢产物增加，使胎儿心动过缓和血压降低，增加胎儿宫内窘迫的发生。

子任务二　分娩镇痛的方法

虽然人类发展的历史证明，绝大多数产妇能够耐受分娩过程中的分娩疼痛，但随着人类社会经济文化水平的发展、生活质量的提高以及医学技术的进步，孕产妇对分娩镇痛的需求日益增加，产科医护人员有责任通过科学的方法减轻分娩疼痛，帮助每一位产妇更好地应对分娩疼痛和产程经过，顺利度过分娩这一特殊阶段，进而提升产妇的分娩感受，促进其身心健康。

（一）非药物性分娩镇痛

非药物性镇痛方法主要包括心理支持、呼吸训练、音乐疗法、导乐陪伴、针刺镇痛、经皮电神经刺激、水浴等。

1. 心理支持 通过产前教育，在孕晚期告知孕妇分娩过程、可能产生的疼痛及其原因、减轻分娩疼痛的方法，让孕妇有充分的思想准备，增加分娩自信和自控感，增加疼痛阈值和耐受性。

孕晚期对孕妇丈夫和其家庭成员进行必要的分娩知识讲解和产程中陪护、支持孕妇的方法和措施培训，有助于提高产妇分娩过程中的社会支持度，从而帮助产妇增强分娩意愿和信心。

2. 呼吸训练 指导孕产妇在孕晚期和分娩过程中采取相关的呼吸镇痛技术，达到转移注意力、放松肌肉、减少紧张和恐惧的效果，有效减轻分娩疼痛。

3. 音乐疗法 适宜的音乐可以唤起喜悦感，引导产妇全身放松、有效运用呼吸法，由此减轻焦虑和疼痛。可在孕晚期即开始进行音乐训练，以便在产程中快速找到产妇最喜欢、最熟悉、最能唤起愉快情绪的音乐，起到最佳的镇痛效果。

4. 导乐陪伴 指在整个分娩过程中有一个富有生育经验的妇女时刻陪伴在旁边，传授分娩经验，不断提供生理上、心理上、感情上的支持，随时给予分娩指导和生理上的帮助，充分调动产妇的主观能动性，使其主动参与分娩过程，使产妇在轻松、舒适、安全的环境下充分发挥自己的能力，顺利完成分娩过程。根据产妇的需求和医院的条件可选择家属（丈夫、母亲、姐妹等）、经培训的专职人员或医护人员陪伴。为了使产妇享受到导乐无微不至的帮助，应提供获得导乐陪伴的途径，并尽量安排导乐陪伴人员在产前与孕妇沟通联系，较早建立相互信任的关系。

5. 水浴 是指产程中用温水淋浴，或在充满温水的分娩池中利用水的浮力和适宜的温度减轻分娩疼痛的方法。水浴通过温热的水温和按摩的水流缓解产妇焦虑紧张的情绪；利用水的向上托力减轻胎儿对会阴部的压迫；适宜的水温还可以阻断或减少疼痛信号向大脑传递；产妇在温水中便于休息和翻身，从而减轻分娩疼痛。但水浴存在干扰胎心监护、镇痛效果不确定的缺点，需谨慎评估母儿情况和感染风险后，结合产妇的自主意愿选择性使用。

6. 经皮电神经刺激 通过使用表皮层电极神经刺激仪，刺激产妇背部的 $T_{10} \sim L_1$ 位置，使痛阈提高，从而达到镇痛目的，但其镇痛有效率较低。

此外，还有芳香疗法、催眠分娩、穴位按摩、局部热敷等方法。

（二）药物性分娩镇痛

药物性分娩镇痛遵循产妇自愿、保障母婴安全的原则，临床目前首选椎管内分娩镇痛（包括连续硬膜外镇痛和腰 - 硬联合镇痛）。

1. 适应证

（1）产妇自愿要求进行药物性分娩镇痛。

（2）经产科医师评估母婴情况，可继续进行阴道试产。

2. 禁忌证

（1）产妇拒绝。

（2）经产科医师评估母婴情况，不能继续进行阴道试产。

（3）具有椎管内阻滞麻醉的禁忌证：如颅内高压、凝血功能异常、穿刺部位及全身性感染等，以及影响穿刺操作的局部组织和脊柱问题等情况。

3. 分娩镇痛前准备

（1）设备及物品准备 多功能心电监护仪、气道管理用品（包括喉镜、气管导管、口咽通气管、喉罩等）、吸痰器、吸痰管、负压吸引装置等；供氧设备（包括中心供氧、氧气瓶、吸氧面罩）、椎管内镇痛穿刺包、镇痛泵、胎心监护仪、新生儿窒息复苏抢救设备、加压加热输液、输血设备、抢救车。

（2）药品准备 局麻药、阿片类药物、生理盐水、急救药品等。

（3）场地准备 在无菌消毒房间内实施，规范操作，避免感染。

（4）产妇准备 避免摄入固体食物，可饮用高能量无渣饮料；签署分娩镇痛同意书（产妇本人或委托人）；开放静脉通路。

4. 分娩镇痛开始的时机 目前，已有大量临床研究表明，潜伏期开始椎管内镇痛并不增加剖宫产率，也不延长第一产程。因此，专家共识建议，产妇只要有镇痛需求即可实施。

5. 分娩镇痛实施流程 分娩镇痛的实施过程见图 3 - 1 - 1。

6. 注意事项

（1）观察药物的不良反应，如恶心、呕吐、呼吸抑制等。

（2）严密观察是否有硬膜外麻醉的并发症，如硬膜外感染、硬膜外血肿、神经根损伤、下肢感觉异常等，一旦发现异常，应立即终止镇痛，遵医嘱处理。

（3）分娩镇痛期间，产妇发生下列危急情况之一者，由产科医师决定是否立即启动"即刻剖宫产"流程：①产妇心搏骤停；②子宫破裂大出血；③严重胎儿宫内窘迫；④脐带脱垂；⑤羊水栓塞；⑥其他危及母婴生命安全的情况。

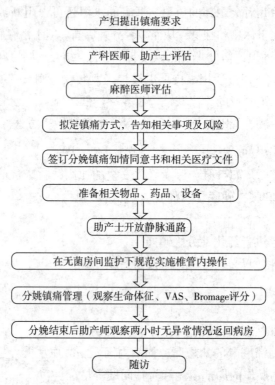

图 3-1-1 分娩镇痛实施流程

流程内容：
产妇提出镇痛要求 → 产科医师、助产士评估 → 麻醉医师评估 → 拟定镇痛方式，告知相关事项及风险 → 签订分娩镇痛知情同意书和相关医疗文件 → 准备相关物品、药品、设备 → 助产士开放静脉通路 → 在无菌房间监护下规范实施椎管内操作 → 分娩镇痛管理（观察生命体征、VAS、Bromage评分）→ 分娩结束后助产师观察两小时无异常情况返回病房 → 随访

≫ **想一想** ————————————————————

某孕妇，26岁，G_1P_0，孕39周待产入院。体格检查：未发现阳性体征；产检：宫高、腹围、胎心、胎位等均正常。现宫口开大2cm，胎膜未破，宫缩30s/3~4min，孕妇情绪激动，宫缩时自觉宫缩疼痛难忍、紧张、焦虑、大声喊叫。

工作任务：

1. 该孕妇目前发生了什么问题？
2. 作为一名助产人员，你可以通过哪些方法帮助她？

练 习 题

单项选择题

1. 分娩疼痛的产生原因不包括

    A. 宫颈生理性扩张刺激了盆壁神经，引起后背下部疼痛

    B. 宫缩时的子宫移动引起腹部肌肉张力增高

    C. 宫缩时子宫血管收缩引起子宫缺氧

    D. 胎头压迫引起会阴部被动伸展而致会阴部固定性疼痛

E. 分娩过程中产妇过度紧张不会影响分娩疼痛的感受程度

2. 初产妇，进入产程后精神紧张、焦虑、恐惧并哭闹，检查未发现胎心异常等问题，首要处理措施是

  A. 剖宫产结束分娩　　　B. 实施非药物性分娩镇痛　C. 给予镇静剂

  D. 不需处理　　　　　　E. 会阴切开

3. 分娩疼痛对产妇和胎儿的影响不包括

  A. 产妇焦虑　　　　　　B. 胎儿窘迫　　　　　C. 产程延长

  D. 精神性难产　　　　　E. 没有影响

4. 分娩镇痛的方法不包括

  A. 芳香疗法　　　　　　B. 心理抚慰　　　　　C. 硬膜外麻醉

  D. 针灸　　　　　　　　E. 使用强效镇静剂

5. 椎管内阻滞麻醉适用于何种情况的产妇

  A. 胎儿宫内窘迫　　　　　　　　　　　　B. 腰椎间盘突出

  C. 宫口开大 2cm，可继续阴道试产　　　D. 血小板减少

  E. 宫缩疼痛明显，拒绝继续阴道试产

（刘川峡）

任务二　自由体位待产与导乐陪伴

子任务一　自由体位待产

自然临产的产妇在第一产程中可以呈现多种不同的体位，没有证据支持哪种体位最佳。相关研究分析比较了第一产程垂直体位、离床活动或两者均有，合并依靠、侧躺或仰躺，结果显示垂直体位能够缩短第一产程，且剖宫产率更低。

WHO 和 ACOG 等组织近年发布的产程管理建议和意见中均明确提出：支持产程中为提高孕产妇舒适度和改善胎位而进行频繁体位变化，直到姿势有利于母体和胎儿监护和治疗，同时该体位也不是母体医疗或产科并发症的禁忌体位。

（一）目的

1. 使骨盆形状和容积发生变化，利于胎先露衔接。
2. 利用重力作用，促使胎儿旋转和下降。
3. 减轻分娩疼痛，提升分娩感受。

（二）适应证

1. 无运动障碍者。
2. 无阴道分娩禁忌者。

（三）禁忌证

1. 孕期、产时患有严重并发症（癫痫发作、心功能不全、子痫等）、运动障碍。

2. 使用地西泮、哌替啶、分娩镇痛后，产妇肌力降低不能自主活动者，禁止选择需产妇自主活动体位或支撑体位。

3. 胎膜已破，胎头高浮未衔接者，禁止选择直立体位。

4. 其他阴道分娩禁忌者。

5. 产妇拒绝采用该待产姿势。

（四）准备工作

1. 助产人员准备

（1）与产妇沟通，了解其需求，向产妇讲解不同待产姿势的使用目的、作用和注意事项，使其了解相关知识。

（2）协助产妇排空膀胱，穿着宽松舒适衣物，备好防滑拖鞋。

（3）评估母婴情况，选择适宜的待产体位，指导并协助产妇完成。

2. 物品准备 多功能产床/可调节床头高度病床、软垫、松软枕头/导乐枕、步行器、防滑靠背椅、脚踏凳、分娩凳。

（五）不同待产体位的应用方法与优缺点

1. 仰卧位

（1）方法 产妇仰卧，两腿张开或弯曲，双脚平放于床上（图3-2-1）。

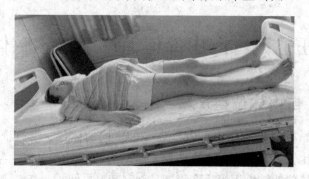

图3-2-1 仰卧位

（2）优点 方便医务人员检查和处理。

（3）缺点 ①增大的子宫压迫静脉，下腔静脉回流减少，易造成仰卧位低血压，减少子宫、胎盘、胎儿血供，可引起胎儿窘迫、子宫收缩乏力、产后出血；②使骨盆可塑性受限，不利于胎儿旋转和衔接，可造成胎方位异常和头盆不称假象，增加难产机会；③产程中胎儿、胎盘、子宫重量压迫产妇腰骶部，宫缩疼痛更明显，增加产妇不适与焦虑，不利于分娩。

2. 侧卧位

（1）方法

1）侧卧位 产妇侧卧于床上，背部垂直于床面，稍蜷缩背部，双臀和膝盖放松，两腿间以枕头或软垫支撑。胎儿枕后位时，产妇应朝向胎儿的枕侧侧卧（胎儿枕左后时朝向左侧侧卧，胎儿枕右后时朝向右侧侧卧）（图3-2-2）。

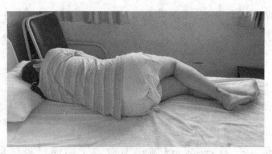

图 3 - 2 - 2　侧卧位

2）侧俯卧位　产妇侧卧，下侧上肢放在体后或体前均可，下侧腿尽可能伸直，上侧腿弯曲呈 90°以枕头或分娩球支撑，身体如同一个转轴，不完全地转向前方。胎儿枕后位时，产妇应朝向胎儿的枕骨对侧侧卧（胎儿枕左后时面向右侧侧俯卧，枕右后时面向左侧侧俯卧）（图 3 - 2 - 3）。

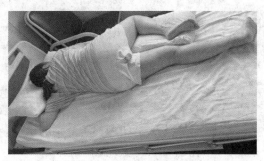

图 3 - 2 - 3　侧俯卧位

（2）优点　①缓解产妇疲劳，使用镇静、镇痛药物时较为安全；②可促进胎儿旋转，纠正枕后位；③缓解产妇的腰骶部疼痛和痔疮不适。

（3）缺点　无法利用重力作用。

3. 半卧位

（1）方法　产妇坐于床上，上半身与床夹角呈 45°，双腿屈曲（图 3 - 2 - 4）。

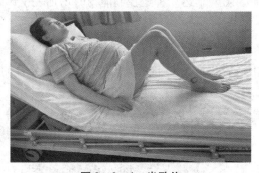

图 3 - 2 - 4　半卧位

（2）优点　①较仰卧位能提高胎儿血氧供应、更好利用重力作用；②增大骨盆入口径线，适用于悬垂腹和骨盆倾斜度过大的产妇；③让产妇得到休息，适用于产妇疲惫不能走动，不愿采用坐位、蹲位时；④方便医务人员观察和处理。

（3）缺点　①不利于胎儿旋转，枕后位不宜采用；②骶骨和尾骨压力增大活动度小，不利于骨盆出口的增大。

4. 支撑式前倾位

（1）方法

1）支撑式前倾站位　产妇站立，身体向前趴在助产士或家属身上、较高的床上、置于床上的分娩球上、固定于墙面的扶栏上，双腿分开同肩宽。

2）支撑式前倾坐位　产妇坐位，双脚稳固平放于地面，身体向前倾屈，双臂放松地放在大腿上或面前的支撑物上；或者产妇分开双腿跨坐于椅子或马桶上，身体放松地向前趴在椅背或水箱上。

3）支撑式前倾跪位　产妇双膝跪在放置于地板或床上的软垫上，两腿分开同肩宽，前倾趴在床被、椅座、分娩球或其他支撑物上。较手膝位更易于保持。

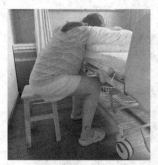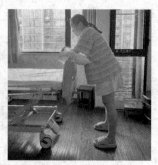

图3-2-5　支撑式前倾位

（2）优点　①有助于利用重力，校正胎轴，使其与骨盆轴一致；②与仰卧、侧卧、坐位相比更能增大骨盆出口；③产妇易于运动腰臀部，方便其摇摆骨盆，促进枕后位胎儿旋转，纠正胎方位；④有良好支撑，产妇可得到休息，缓解疲劳；⑤减轻腰骶部压力，同时方便做腰骶部按摩或热敷，缓解疼痛不适。

（3）缺点　①产妇明显悬垂腹时不宜采用；②产妇极为疲惫，无法支撑时增加安全风险；③产妇应用药物镇痛，影响其运动神经控制能力时增加安全风险。

5. 手膝位

（1）方法　产妇双膝着地或床（膝下垫软垫缓冲压力），身体向前倾屈，双手掌或双手握拳（手腕有病变或不适者更适用双手握拳）着地，双膝分开同肩宽，背部与地面平行（图3-2-6）。

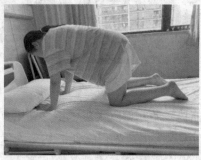

图3-2-6　手膝位

（2）优点　①有助于枕横位、枕后位胎儿旋转，纠正胎方位异常；②第一产程晚期有助于宫颈前唇消退；③减轻腰骶部疼痛，增进产妇舒适感；④方便骨盆摇摆、摇晃，促进胎儿旋转，促进产程进展；⑤解决胎心率异常问题，尤其是脐带受压引起的胎心异常。

（3）缺点　①产妇双臂压力大，不易长时间保持该体位，可用与双臂支撑同高的软垫或枕头取代双臂支撑；②产妇极为疲惫不能支撑时，增加安全风险；③产妇应用药物镇痛，影响其运动神经控制能力时，增加安全风险。

6. 膝胸卧位

（1）方法　产妇双膝和前臂着床跪于床上，胸部紧贴床面，双臀高于胸部和腰部（图3-2-7）。

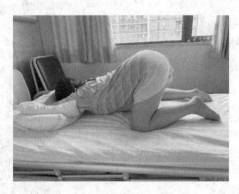

图 3-2-7　膝胸卧位

（2）优点　①缓解脐带受压，纠正胎心率异常；②减轻腰骶部疼痛；③可使尚未固定胎头退出骨盆重新入盆，纠正部分前不均倾位、枕后位、高直后位；④有助于缓解宫颈前唇水肿；⑤第一产程晚期可促进宫颈前唇消退。

（3）缺点　①产妇极易疲惫；②对抗重力作用。

7. 不对称位

（1）方法　产妇坐、站、跪均可，一侧膝盖和臀部放松外展、脚抬高，与支撑侧脚不在同一平面上。应选择产妇感觉更舒适的一侧脚抬高（临床常抬高枕骨所在的一侧脚）。

（2）优点　①大腿抬高时，其内收肌群的弹力作用可使坐骨产生横向运动，从而增大该侧骨盆出口径线，可纠正胎头各种异常胎产位；②有助于枕后位胎儿旋转，纠正胎方位；③减轻腰骶部疼痛；④有效利用重力。

（3）缺点　①部分产妇会感觉该体位引起膝盖、臀部或耻骨联合疼痛；②产妇极度疲惫时，不能支撑并保持平衡，增加安全风险；③产妇应用药物镇痛，影响其运动神经控制能力时，增加安全风险。

8. 直立坐位

（1）方法　产妇上半身垂直坐于床上、椅子或凳子上（图3-2-8）。

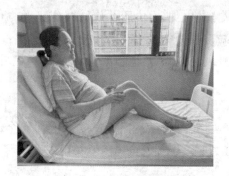

图3-2-8　直立坐位

（2）优点　①有利于借助重力；②缓解产妇疲劳，得到休息；③便于在肩部、腰骶部、下腹部做冷热敷；④产妇可坐于分娩球上晃动或摇摆身体，减轻分娩疼痛，同时促进胎儿旋转和衔接。

（3）缺点　可能会加重脐带受压。

9. 站立位

（1）方法　产妇直立站立，宫缩期可双腿打开抓扶栏杆或支撑物摇摆骨盆，宫缩间歇期可由人搀扶或利用行走椅行走（图3-2-9）。

（2）优点　①充分利用重力作用，促进胎儿下降；②增加胎头对宫颈的直接压迫，加强宫缩；③促进内啡肽释放，缓解疼痛；④利于胎儿旋转。

（3）缺点　产妇易疲惫。

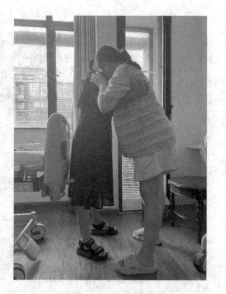

图3-2-9　站立位

（六）并发症及处理

1. 仰卧位低血压　如产妇仰卧位时出现头晕、恶心、呕吐、胸闷、面色苍白、出冷汗、心率加快及不同程度血压下降等表现，立即协助转换为侧卧位，予吸氧，观察上述症状是否减轻或消失，必要时遵医嘱用药。

2. 胎心异常　胎心增快或减慢，常见于脐带受压或其他异常情况。应立即改变体位，持续监测胎心，吸氧，汇报医生并评估原因，进行相应的胎儿宫内复苏处理。

3. 摔伤　常见于产妇宫缩疼痛时站立不稳，无人保护所致。产妇采用各种分娩体位时，应至少有1名家属/导乐人员或医护人员陪护，保证其安全，一旦发生摔倒，立即就地评估是否受伤和受伤程度，采取相应处理措施。

（七）注意事项

1. 产妇于病床/产床采用不同体位时，应加床挡保护，防止坠床等意外发生。

2. 产妇采用跪式支撑体位时，地面/床面应放置软垫，双膝下垫软枕或膝垫缓冲压力。

3. 根据产妇胎方位、胎儿大小、骨盆条件、产力、体能、配合度以及产妇意愿，胎儿所在的骨盆平面，产程中所面临的问题等情况，结合不同体位的优缺点，选择适合该产妇的待产体位，一种体位保持时间一般不超过30分钟。

子任务二　导乐陪伴

导乐源于希腊词"Doula",原意为一个有分娩经历的妇女,帮助一个正在分娩的妇女。产科临床通常指一位经过培训和有经验的人,在产妇分娩前后持续提供生理、情感、知识上的帮助,使其顺利完成分娩过程。

(一)对导乐陪伴人员的基本要求

1. 有接生经验并经培训考核合格的助产人员,或经过专项培训并取得资质的专职人员。

2. 有良好的生理、心理素质,具有责任心及同理心,具备良好的人际交流、沟通技巧和适应能力,给产妇以信任感和安全感。

3. 有鼓励、帮助产妇排解焦虑紧张的能力,能支持和帮助产妇度过分娩过程。

(二)导乐陪伴的意义

产程中的导乐陪伴可增加对产妇的情感和心理支持,增强产妇分娩信心。同时通过导乐陪伴人员的正确指导和帮助,减轻产妇分娩疼痛,促进产妇呼吸、体位管理的有效性,进而提升产妇分娩感受,促进产程进展,减少产时母婴并发症发生。

大多数产妇的第一产程时间较长,尤其是初产妇,常持续数小时甚至十几个小时,产妇及家属常常不能正确应对长时间的宫缩疼痛,出现紧张、焦虑、恐惧等不良情绪。导乐人员应在第一产程早期即接触产妇,与产妇交流、沟通,根据产妇对阴道试产的知识储备、心理准备和需求,结合产程进展情况,运用倾听、沟通技巧提供心理支持,鼓励产妇进食进饮,正确、合理地帮助产妇采取适宜的待产体位,减轻产妇的分娩疼痛,积极促进胎儿旋转和下降,同时加强与家属的沟通,鼓励家庭成员支持产妇提升分娩信心。

》》 想一想

某初产妇,31 岁,G_2P_0,孕 40 周临产入院。入院检查:宫高、腹围、胎心均正常。现临产 10 小时,宫口开大 6cm,胎膜未破,宫缩 30s/3~4min,胎方位 LOP,S = −1,产妇自觉腰痛明显,宫缩时有便意感,拒绝进食,对分娩失去信心,认为自己无法自然分娩。

工作任务:

1. 该产妇目前处于产程的哪个阶段?

2. 针对该产妇目前情况,我们可以采取哪些待产姿势促进胎儿旋转和下降?

3. 助产人员可以运用哪些导乐技巧帮助产妇?

练习题

单项选择题

1. 自由体位待产不适用于哪种产妇

　A. 后背下部疼痛明显,宫口未开

    B. 胎膜已破，胎先露高浮

    C. 产妇耻骨联合分离，翻身行走困难

    D. 宫缩规律，宫口开大 5cm

    E. 已行药物分娩镇痛

2. 初产妇，宫口已开全，宫缩时自觉无便意感，检查未发现胎心异常等问题，首选的
   处理办法是

    A. 剖宫产结束分娩

    B. 指导产妇平卧位用力

    C. 协助产妇取直立体位

    D. 不需处理

    E. 助产士压迫会阴体和阴道后壁，增加产妇便意感

3. 产妇宫口开大 5cm，胎方位 LOP，不适宜采用以下哪种分娩体位

    A. 支撑式前倾位   B. 支撑式前倾坐位   C. 直立不对称位

    D. 仰卧位   E. 手膝位

4. 导乐陪伴分娩不包括

    A. 协助产妇进食

    B. 协助产妇下床走动

    C. 胎心异常时，建议产妇剖宫产

    D. 鼓励产妇，提高其分娩信心

    E. 做好与产妇家属的沟通

5. 站式不对称位不适用于

    A. 胎方位为枕后位的产妇

    B. 行分娩镇痛后下肢肌力受到影响的产妇

    C. 情绪焦虑产程进展不佳的产妇

    D. 胎儿较大、产程进展缓慢的产妇

    E. 胎方位为枕横位的产妇

（刘川峡）

任务三　缩宫素的应用

    缩宫素是由下丘脑分泌，储存于神经垂体中的一种 9 肽类垂体激素，通过与子宫平滑肌细胞催产素受体结合，进而引起规律有效的子宫收缩，帮助产妇进入或加快产程。临床上广泛应用于妊娠晚期引产和催产及产后促进子宫收缩。

一、适应证

（一）母体方面

1. 妊娠期高血压疾病　妊娠期高血压、轻度子痫前期患者妊娠满 37 周，重度子痫前

期满 34 周经非手术治疗效果不明显或病情恶化、子痫控制后 24 小时无产兆，具备阴道分娩条件者。

2. 妊娠期合并症　妊娠合并慢性高血压、慢性肾小球肾炎、肾盂肾炎反复发作、糖尿病、妊娠期肝内胆汁淤积症等，需提前终止妊娠者。

3. 胎膜早破　足月胎膜早破 2 小时以上未自然临产者。

4. 延期妊娠　妊娠≥41 周者。

5. 其他　因宫缩乏力造成的产程进展缓慢或停滞，经休息后排除不协调宫缩和头盆不称者。产后促进子宫收缩，减少产后出血。

（二）胎儿方面

1. 缩宫素激惹试验（oxytocin challenge test，OCT）　针对胎儿宫内环境不良，如胎儿生长受限（FGR）、胎儿水肿、羊水过少和可疑胎儿窘迫等，观察和记录宫缩后胎心率的变化，了解宫缩时胎盘一过性缺氧的负荷变化，评估胎儿的宫内储备能力。

2. 其他　胎死宫内及胎儿畸形，需终止妊娠者。

二、禁忌证

（一）绝对禁忌证

1. 子宫手术史，包括古典式剖宫产、子宫整形术、子宫穿孔修补术、因肌瘤较大、数目较多行子宫肌瘤剜除术透过内膜进入宫腔者。

2. 部分性或中央性前置胎盘或前置血管者。

3. 头盆不称、骨盆结构畸形等不能经阴道分娩者。

4. 胎位异常，如横位、初产臀位经阴道分娩困难者。

5. 胎儿不能耐受宫缩者。

6. 孕妇有严重合并症或并发症，不能耐受阴道分娩者，如心功能衰竭、重型肝肾疾病、重度子痫前期并发器官功能损害者等。

7. 脐带先露或脐带隐性脱垂。

8. 软产道异常，如宫颈浸润癌、产道梗阻等。

9. 某些感染性生殖系统疾病未经治疗，如疱疹急性感染期、HIV 感染等。

10. 对引产药物过敏者。

11. 严重胎盘功能不良，胎儿不能耐受阴道分娩。

（二）相对禁忌证

1. 子宫下段横切口剖宫产史。

2. 臀位（符合阴道分娩条件者）。

3. 羊水过多。

4. 双胎及多胎妊娠。

5. 经产妇分娩次数≥5 次。

三、应用前准备

1. 严格把握使用指征。

2. 仔细核对预产期、评估胎儿成熟度，防止人为早产和不必要的引产。

3. 充分评估孕妇骨盆大小及形态、胎儿大小、胎位、头盆关系及宫颈成熟度（表3-3-1），排除头盆不称、胎儿宫内窘迫等不宜阴道分娩情况，同时评估缩宫素引产成功率。宫颈成熟度评分≥6分提示宫颈成熟，评分越高，引产成功率越高。

4. 进行胎心监护：引产前行胎心监护，了解胎儿宫内情况。

5. 引产前，充分评估妊娠合并内科疾病及产科并发症严重程度及经阴道分娩的风险，制定详细的预案。

6. 向孕妇及家属解释引产指征、方法和可能发生的情况及风险，取得知情同意。

7. 熟练掌握缩宫素引产方法和并发症的早期诊断及处理原则，严密观察宫缩情况和产程进展，做好详细记录。专人观察，做好阴道助产及紧急剖宫产的准备。

表3-3-1　宫颈成熟度评分（Bishop评分）

项目	0分	1分	2分	3分
宫口开大（cm）	未开	1~2	3~4	5~6
宫颈管消退（%）	0~30	40~50	60~70	≥80
先露位置	-3	-2	-1~0	+1~+2
宫颈硬度	硬	中	软	/
宫口位置	后	中	前	/

四、应用方法

（一）缩宫素引产

1. 缩宫素使用时机　对于子宫颈成熟但未临产者，使用缩宫素作为引产的常规处理方案。

2. 缩宫素使用方法　体内缩宫素以脉冲式释放，半衰期为5~12分钟，静脉输注3~5分钟后子宫出现反应，约40分钟后达血浆稳定浓度和子宫最大收缩反应，停止滴注20分钟后药效逐渐减退，为持续、精准给药，目前临床上常用输液泵静脉内维持给药。持续小剂量静脉滴注为安全、常用的引产方法。其可随时调整用药量，保持安全有效的宫缩，一旦发生异常可随时停药。

3. 配制方法　先用0.9%氯化钠溶液500ml行静脉滴注，根据用药目的调整好滴速后，将缩宫素2.5U加入0.9%氯化钠溶液中（每一滴含缩宫素0.33mU），浓度为5U/L，摇匀后以调整好的滴速继续滴注。切忌先将2.5U缩宫素溶于0.9%氯化钠溶液500ml注射液中直接穿刺行静脉滴注，因此法初调时不易掌握滴速，可能在短时间内使过多的缩宫素进入体内，不够安全。

4. 滴速调节　按照循序增量的原则滴注。起始剂量从2.7mU/min（8gtt/min）开始，根据宫缩情况调整滴速，每隔20分钟调整一次，每次增加2.7mU/min（8gtt/min），为安全起见也可从每分钟8滴开始，每次增加4滴，以达到有效宫缩为目的。最大滴速不超过

13.2mU/min（40gtt/min）。有效宫缩的，判定标准为10分钟内出现3次宫缩，每次持续30~60秒，子宫收缩力达50~60mmHg。如达到最大滴速仍不出现有效宫缩，可遵医嘱增加缩宫素浓度（0.9%氯化钠溶液500ml+缩宫素5U），从2.7mU/min（4gtt/min）起始，调整方法同前，最大滴速不超过26.4mU/min（40gtt/min）。原则上不再增加浓度和滴速，避免引起子宫收缩过强而诱发胎儿窘迫、羊水栓塞或子宫破裂。引产中应密切监测每个个体对缩宫素的敏感性，以便及时调整缩宫素剂量，力求使用最小剂量达到最有效宫缩。

（二）缩宫素催产

适用于协调性宫缩乏力导致子宫颈扩张和胎头下降停滞。按照以最小浓度获得最佳宫缩的原则滴注。将缩宫素2.5U加入0.9%氯化钠溶液500ml中，起始剂量为1.35mU/min（4gtt/min），根据宫缩、胎心情况调整滴速，每隔15~30分钟调整一次，每次增加2.7mU/min（8gtt/min），最大滴速不超过13.2mU/min（40gtt/min）。维持宫缩间隔时间为2~3分钟，持续40~60秒，宫腔压力为50~60mmHg的有效宫缩。

五、缩宫素使用的不良反应

1. 子宫收缩过频 在30分钟内，平均每10分钟内宫缩>5次，伴或不伴有胎心率的改变，是缩宫素引产中最常见的不良反应。因此，输注缩宫素的过程中若出现宫缩过频，即使胎心率未提示胎儿缺氧表现，应减小用药剂量或停药直至宫缩过频消退。

2. 低钠血症 大剂量使用缩宫素，且给药时间过长，可出现过度水潴留，并导致重度症状性低钠血症，包括头痛、厌食、恶心、呕吐、腹痛、嗜睡、困倦、意识丧失、抽搐大发作及不可逆的神经系统损伤可能。

3. 低血压 缩宫素对血管平滑肌具有舒张作用，静脉快速注射该药可导致低血压和心动过速，应通过输液泵精准给药，并严格控制给药剂量及时间。

4. 子宫破裂 大部分发生于瘢痕子宫引产中。

5. 羊水栓塞 严重者可导致产妇死亡。

六、注意事项

1. 严格掌握缩宫素静脉滴注的适应证与禁忌证；用药前应全面评估病史、体检、宫颈检查及Bishop评分，排除头盆不称。

2. 正确执行医嘱，严格执行查对制度。

3. 因缩宫素有抗利尿作用，使水的重吸收增加，可使尿量减少，静脉滴注缩宫素24小时总液量不应超过1000ml，以防水中毒。

4. 缩宫素滴注时，应专人监护，严密观察宫缩、胎心、血压和产程进展情况，如发现异常情况，如宫缩过强（10分钟内超过5次宫缩或15分钟内超过7次宫缩，或宫缩持续1分钟以上称为宫缩过强）、胎心改变、胎膜自破，应立即停止输注，及时通知医师给予处理并准确记录。

5. 警惕过敏反应。

6. 缩宫素催引产禁止肌内注射、皮下穴位注射及鼻黏膜用药。

七、健康教育

1. 告知产妇及家人缩宫素滴注的目的。
2. 给药前告知使用宫缩素可能出现的不适。
3. 嘱咐产妇勿随意调整滴速。
4. 嘱咐产妇如出现持续的下腹痛、排便感，及时告知助产人员。
5. 嘱咐产妇如突然出现阴道流液，即取卧位，并及时告知助产人员。

》》 想一想

某经产妇，32岁，G_2P_1，孕41周待产入院。入院检查：宫高、腹围、胎心均正常。经医生与孕妇与家属沟通，孕妇有阴道分娩条件和信心。医生评估宫颈已容受70%，质软，位置居前，胎先露位于 -2，拟予缩宫素引产。

工作任务：

1. 该产妇宫颈成熟度评分为多少？
2. 针对该产妇目前情况，我们应该如何遵医嘱应用缩宫素？
3. 引产过程中应注意什么？

练 习 题

1. 缩宫素使用的禁忌证不包括

   A. 前置胎盘或前置血管

   B. 头盆不称及胎位异常不能经阴道分娩者

   C. 胎儿不能耐受宫缩者

   D. 孕妇患有妊娠期并发症者

   E. 脐带隐性脱垂

2. 缩宫素催产的起始剂量是

   A. 0.9%氯化钠溶液 250ml + 缩宫素 2.5U，8gtt/min 滴注

   B. 0.9%氯化钠溶液 500ml + 缩宫素 2.5U，8gtt/min 滴注

   C. 0.9%氯化钠溶液 250ml + 缩宫素 2.5U，4gtt/min 滴注

   D. 0.9%氯化钠溶液 250ml + 缩宫素 5U，4gtt/min 滴注

   E. 0.9%氯化钠溶液 500ml + 缩宫素 2.5U，4gtt/min 滴注

3. 缩宫素引产的起始剂量是

   A. 0.9%氯化钠溶液 250ml + 缩宫素 2.5U，8gtt/min 滴注

   B. 0.9%氯化钠溶液 500ml + 缩宫素 2.5U，8gtt/min 滴注

   C. 0.9%氯化钠溶液 250ml + 缩宫素 2.5U，4gtt/min 滴注

   D. 0.9%氯化钠溶液 250ml + 缩宫素 5U，4gtt/min 滴注

   E. 0.9%氯化钠溶液 500ml + 缩宫素 2.5U，4gtt/min 滴注

4. 缩宫素催引产最大滴速不超过

    A. 20gtt/min   B. 30gtt/min   C. 40gtt/min

    D. 50gtt/min   E. 60gtt/min

5. 缩宫素使用的不良反应和并发症不包括

    A. 子宫收缩过频   B. 低钠血症   C. 宫缩乏力

    D. 羊水栓塞   E. 子宫破裂

（刘川峡　李　瑶）

任务四　产科检查及操作

子任务一　阴道检查

1. 适应证　了解阴道情况，宫颈位置和质地、厚薄，宫口扩张程度，是否破膜；评估骨盆腔的大小、骶尾关节活动度；确定胎方位，评估胎头俯屈程度、胎先露塑性、产瘤大小、先露下降程度。

2. 时机

（1）护理产妇之初，获取产妇基本信息，从而对此后的产程进展做出更好的评估。

（2）潜伏期每 4 小时阴道检查 1 次，活跃期每 2 小时阴道检查 1 次。

（3）胎膜破裂、排便感明显、宫缩频率、强度变强时，判断产程进展程度。

（4）采取干预措施后，经过一段时间的观察，需要评估是否达到了干预目的。

（5）出现胎心明显变化或其他特殊情况。

3. 操作流程

操作前准备	1. 物品准备：无菌手套、0.5%碘伏、消毒棉签、一次性产褥垫 2. 产妇准备：排空膀胱后，臀下垫一次性产褥垫，取膀胱截石位
操作步骤	1. 检查者位于产妇右侧，行四部触诊了解胎先露和胎方位等 2. 外阴消毒后，检查者戴无菌手套，先观察：阴唇是否有静脉曲张、水肿、疣或者溃疡；会阴部是否有陈旧性裂伤或行会阴侧切术后留下的瘢痕；阴道口是否有流液或流血，如果有流液应观察颜色和性状，是否闻及异味 3. 在宫缩间歇期，检查者以右手示指与中指轻轻伸入阴道。 （1）了解子宫颈口位置、宫颈管消失程度 （2）中指的指腹探查宫口，示指摸清宫口四周边缘，估计宫口扩张程度 （3）摸清宫颈的质地，有无水肿 （4）未破膜者在胎头前方可触到有弹性的羊膜囊 （5）已破膜者能触到胎头，胎头无水肿时，能触清矢状缝及囟门位置，可判断胎方位、评估胎头塑性程度（正常：颅缝无重叠、无产瘤；Ⅰ度：颅缝相互靠近，但不重叠；Ⅱ度：颅缝有重叠，但检查时用手指很容易分开；Ⅲ度：颅缝重叠严重，检查时手指不能分开，产瘤进行性增大），颅骨塑性过早或塑性过度、产瘤进行性增大，可能是难产的迹象 （6）如触及有血管搏动的索状物，应考虑为前置血管、脐带先露或脐带脱垂 （7）示指、中指向后触及尾骨尖端，了解骶尾关节的活动度和骶棘韧带宽度 （8）示指、中指向两侧摸清坐骨棘是否突出，确定先露的位置 4. 撤下一次性产褥垫，脱去手套，洗手，与产妇及家属沟通检查情况，完善记录

注意事项	1. 检查动作轻柔，以免增加产妇痛苦
	2. 注意保暖、遮挡，避免过度暴露
	3. 严格消毒避免感染

子任务二　肛查

1. 适应证

（1）骨盆内测量，尤其是了解中骨盆以下骨盆后半部的情况。

（2）了解产程后期胎头下降程度。

2. 操作流程

操作前准备	1. 物品准备：无菌手套、0.5%碘伏、一次性产褥垫、润滑剂
	2. 产妇准备：仰卧，取膀胱截石位，放松臀部肌肉，两下肢屈曲分开
操作步骤	1. 检查者站在产妇右侧，右手戴手套，示指蘸润滑剂，先置于肛门外口轻轻按摩使之放松
	2. 轻轻伸入直肠内检查，以消毒的纱布遮盖阴道口，嘱产妇轻轻哈气减轻不适感
	3. 检查者先向后触及尾骨，了解尾骨的活动情况；示指再沿骶尾关节向上触及骶骨内面，了解骶骨弧度；然后向两侧摸清坐骨棘，测量坐骨切迹宽度；同时可以了解宫口扩张、胎方位及先露部位置、是否破膜等情况
注意事项	1. 动作轻柔、以免增加产妇痛苦
	2. 注意保暖、遮挡，避免过度暴露
	3. 由于肛门检查存在检查不清、多次检查、增加产妇痛苦等问题，同时增加了感染机会，故世界卫生组织已将肛查列为取消项目。但在产程后期，宫口近开全时，肛诊检查有利于了解骨盆后部空间和判断胎头下降情况，可适当应用

子任务三　窥阴器的使用

窥阴器检查可在直视下观察阴道及宫颈情况，可辅助阴道的各种手术治疗和取阴道、宫颈分泌物进行病原学及细胞学检查。

1. 适应证

（1）视诊阴道、宫颈。

（2）阴道、宫颈分泌物异常需要采集标本。

（3）观察羊水性状、颜色。

（4）经阴道的各种手术及治疗。

2. 操作流程

操作前准备	1. 物品准备：无菌或一次性窥阴器、润滑剂、无菌手套
	2. 产妇准备：仰卧，取膀胱截石位，放松臀部肌肉，两下肢屈曲分开
操作步骤	1. 取窥阴器：涂润滑剂，合拢两叶
	2. 放置窥器：一手分开小阴唇，另一手持关闭的阴道窥器沿阴道后壁纵向放入，嘱患者放松，纵向放入2/3后横向放入，撑开阴道窥器暴露宫颈
	3. 视诊：阴道前后壁和侧壁及穹隆黏膜（有无充血水肿、溃疡、包块）、阴道分泌物、宫颈、宫颈管内有无出血或分泌物（如需检查分泌物，用棉签在后穹隆取分泌物，放入小试管）
	4. 如怀疑胎膜已破，可查看后穹隆有无羊水，观察羊水性状、颜色
	5. 取出窥器：合拢并取出窥器，放入污物桶

续表

注意事项	1. 做好操作前沟通，取得产妇同意，操作轻柔，切忌暴力插入窥阴器，避免软产道损伤 2. 要做宫颈细胞学检查或取阴道分泌物做涂片检查时，窥阴器不应涂抹润滑剂，以免影响涂片质量 3. 无性生活者禁用窥阴器检查

子任务四　人工破膜

人工破膜术（artificialrupture of membrane）是用人工的方法使胎膜破裂。包括人工破膜引产和催产，前者是通过人工破膜，刺激内源性前列腺素和缩宫素的释放，诱发子宫收缩而终止妊娠；后者用于头位分娩过程中，通过破膜使胎头直接紧贴子宫下段及宫颈内口，引起反射性子宫收缩，以促进宫缩、加速产程进展。

（一）适应证

1. 人工破膜引产　其条件为宫颈已成熟（Bishop 评分≥6 分），头盆相称，胎位无异常者。

（1）急性羊水过多，有严重压迫症状者。

（2）低位胎盘、部分性前置胎盘反复阴道流血及胎盘早期剥离，一般情况良好，可经阴道分娩者。

（3）过期妊娠宫颈已成熟，胎头已入盆。

（4）各种妊娠合并症经保守治疗无效者需提前终止妊娠，如妊娠期高血压疾病、慢性肾炎、妊娠期高血糖等。

（5）胎死宫内或明显胎儿畸形，如脑积水、无脑儿等。

2. 人工破膜催产

（1）协调性宫缩乏力，宫口扩张≥3cm、无头盆不称、胎头已衔接者。

（2）宫口开全，胎膜未破者。

（二）禁忌证

有明显头盆不称、产道阻塞、胎位不正（如横位、臀位）、脐带脱垂可能、生殖道严重感染、宫颈不成熟及胎盘功能严重减退者等。

（三）操作步骤

操作前准备	1. 物品准备：无菌手套、0.5% 碘伏、破膜叉或止血钳、胎心监护仪 2. 产妇准备：仰卧，取膀胱截石位，两下肢屈曲分开
操作步骤	1. 常规消毒外阴 2. 戴无菌手套，阴道检查排除头盆不称、骨盆狭窄、脐带先露、脐带隐性脱垂、血管前置，确定胎先露位置 3. 听诊胎心无异常 4. 用右手示、中指触及前羊膜囊，左手持破膜叉或止血钳，沿右手的示、中指引在宫缩间歇期刺破或夹破胎膜。破口不宜过大，操作者手暂停在阴道内，使羊水缓慢流出 5. 破膜后再次听诊胎心并行持续胎心监护，行阴道检查，了解羊水情况，进一步明确宫口开大程度、胎先露高低、胎位及有无隐性或显性脐带脱垂等。等待 1～2 次宫缩后无异常，退出右手结束操作

续表

注意事项	1. 注意严格无菌操作，防止感染
	2. 破膜应在子宫收缩间歇期进行，操作过程应轻柔，不做人工剥膜，以防宫缩时破膜羊水流出过快导致脐带脱垂、胎盘早期剥离、宫内压力骤降而引起休克，甚至羊水栓塞
	3. 破膜后观察羊水量和性状，及时听胎心
	4. 破膜后产妇取平卧位或头低臀高位，先露未完全入盆者，禁止下地活动，以防脐带脱垂
	5. 人工破膜2小时后，子宫收缩仍欠佳者，可加用缩宫素静脉滴注
	6. 记录破膜时间，破膜时间超过12小时，应给予抗生素，预防感染

（四）并发症

1. 脐带脱垂　破膜可能增加脐带脱垂的风险。

2. 胎儿窘迫　破膜后宫缩可能加强，胎头直接受压，迷走神经兴奋，可能出现一过性胎心减慢。

3. 羊水栓塞　破膜后，出现较强宫缩，羊水及其内容物可进入血液循环，有可能发生羊水栓塞。

4. 宫内感染　破膜后24小时未分娩者，可能增加宫内感染和菌血症可能。

5. 胎儿头皮损伤　常见于无前羊膜囊的破膜。

6. 胎盘早剥、休克　羊水流出过急、过多，腹压骤降引起。

▶▶ 想一想

25岁初产妇，妊娠39周，6：00临产，10：00宫口开2cm，S = -2，胎膜未破，送入产房待产，14：00阴道检查宫口仍开2cm，S = -2，听诊胎心140次/分，枕左前位，宫缩弱：5~6分/次，持续10~15秒。

工作任务：

1. 请问该产妇下一步该做何处理？
2. 该处理的注意事项有哪些？

练 习 题

单项选择题

1. 阴道检查的适应证不包括

　　A. 了解阴道情况、宫颈位置和软硬度

　　B. 检查是否破膜

　　C. 评估骨盆腔的大小、骶尾关节活动程度

　　D. 确定胎方位

　　E. 临产后了解骨盆入口平面情况

2. 关于阴道检查的时机，说法错误的是

　　A. 胎膜破裂、排便感明显、宫缩频率、强度变强时，判断产程进展程度

B. 潜伏期每 2 小时阴道检查 1 次，活跃期每 1 小时阴道检查 1 次

C. 产程停滞，进行缩宫素催产之后，经过一段时间的观察，需要评估是否达到了干预目的

D. 出现胎心明显改变

E. 接收新产妇时，为获取产妇基本信息，从而对此后的产程进展做出更好的评估

3. 窥阴器的使用目的及适应证不包括

   A. 观察阴道、宫颈分泌物

   B. 需要采集阴道分泌物标本

   C. 观察羊水形状、颜色

   D. 产妇入产房需了解基本情况

   E. 经阴道的各种治疗

4. 人工破膜的注意事项哪项是错误的

   A. 动作轻柔

   B. 破膜前评估是否有脐带缠绕

   C. 破膜时注意无菌操作，防止感染

   D. 破膜后听诊胎心

   E. 破膜后观察羊水量、性状

5. 人工破膜的并发症不包括

   A. 脐带脱垂　　　　B. 羊水栓塞　　　　C. 胎盘早剥、休克

   D. 宫内感染　　　　E. 子宫破裂

（刘川峡　李　瑶）

项目四　分娩期第二产程的处理技术

任务一　自由体位分娩

一、目的

利用重力作用，促使胎儿下降，缩短第二产程，减少产妇体力消耗，避免会阴过度受压，降低胎儿宫内窘迫发生率、会阴侧切率、阴道助产率。

二、适应证

1. 无运动障碍者。
2. 无阴道分娩禁忌者。

三、禁忌证

1. 经产科医师评估，不能继续阴道试产者。
2. 产妇拒绝。

四、准备工作

1. 助产人员准备

（1）与产妇沟通，了解其需求，讲解不同分娩体位的作用和注意事项。

（2）评估胎儿情况和产妇的生命体征、产程进展、会阴条件、四肢活动能力及肌力。

2. 物品准备 多功能产床/可调节床头高度病床、软垫/软枕、防滑靠背椅、脚踏凳、分娩凳等。

五、分娩体位

临床助产人员通常鼓励产妇在宫缩时使用持续较长的、屏气向下用力。而产妇在无法使用指定方式用力时，通常自主打开声门向下用力。近年来，一些研究比较了自发性用力和助产人员指导特定技巧用力，发现两者在第二产程时间、阴道手术分娩、剖宫产、会阴侧切、会阴裂伤、5 分钟 Apgar 评分 <7 或新生儿入住 NICU 等方面均无显著差异。还有一些研究认为，助产人员指导特定技巧用力能够缩短第二产程，但在阴道手术分娩、剖宫产、会阴侧切和会阴裂伤等方面无显著差异。因此，第二产程应鼓励产妇使用她们自主倾向的最有效方式用力。

另外一些研究则发现，第二产程垂直位或侧卧位，相比仰卧位，能够降低胎心异常率、会阴侧切率及阴道手术分娩率。然而，该研究也发现垂直位分娩显著增加 II 度会阴撕裂发生率以及产后出血率。

综合以上研究，助产人员可在充分评估的基础上，于第二产程给予产妇合理的用力体位和分娩体位建议，进而帮助产妇达到最有效的第二产程用力方式与效果，同时避免严重会阴裂伤、产后出血、新生儿窒息等不良后果。

1. 截石位

（1）方法 产妇仰卧，两腿张开弯曲，双脚蹬踏于分娩床脚架上。

（2）优点 传统体位，主要方便助产人员检查和处理（如阴道检查、阴道助产等）。

（3）缺点 ①子宫压迫静脉导致下腔静脉回流减少，进而子宫、胎盘、胎儿血供减少，可引起胎儿窘迫、子宫收缩乏力、产后出血；②使骨盆可塑性受限，不利于胎儿下降，增加第二产程延长风险。

2. 侧卧位

（1）方法 产妇侧卧于床上，背部垂直于床面，稍蜷缩背部，两腿间以枕头或软垫支撑，宫缩时产妇双脚可蹬踏于分娩床的脚架上用力。

（2）优点 ①缓解产妇疲劳；②第二产程胎儿下降时，利于骶骨向后方移位，增大骨盆出口前后径；③减轻第二产程胎头对会阴体的压迫，降低会阴体水肿的发生概率。

（3）缺点 无法利用重力作用。

3. 半卧位

（1）方法 产妇坐于床上，上半身与床夹角呈 45°，双腿屈曲，宫缩时产妇可手握分娩床把手、双脚蹬踏于分娩床脚架用力。

（2）优点 ①较仰卧位提高胎儿血氧供应，让产妇得到休息的同时也能更好地利用重力作用；②方便助产人员观察和处理。

（3）缺点 骶骨和尾骨压力增大活动度小，不利于骨盆出口的增大。

4. 手膝位

（1）方法 产妇双膝着地或床（膝下垫软垫缓冲压力），身体向前倾屈，双手掌或双手握拳（手腕有病变或不适者更适用双手握拳）着地或床，双膝分开同肩宽，背部与地面平行。

（2）优点 ①有助于枕横位、枕后位胎儿旋转；②帮助解决胎心率异常问题，尤其是脐带受压引起的胎心异常；③解决肩难产；④减少会阴部的压力，避免严重裂伤。

（3）缺点 产妇双臂压力大，不易长时间保持该体位。

5. 直立坐位

（1）方法 产妇上半身垂直坐于床上、椅子或凳子上，宫缩时自主用力，宫缩间歇期可以靠坐休息。

（2）优点 ①有利于利用重力促进胎儿下降；②产妇宫缩间歇得到休息，缓解疲劳。

（3）缺点 可能加重会阴体受压程度，增加会阴水肿发生概率，加重水肿程度，增加会阴严重裂伤风险。

6. 站立位

（1）方法 产妇直立站立，宫缩期可双腿打开抓扶栏杆或支撑物用力，宫缩间歇期可由人搀扶或利用行走椅行走。

（2）优点 ①充分利用重力作用，促进胎儿下降；②方便产妇自主用力。

（3）缺点 ①产妇易疲惫；②产妇久站易致会阴部水肿，进而增加会阴严重裂伤发生率。

六、注意事项

1. 产妇采用不同体位用力及分娩时，应加床挡保护或专人陪护，防止坠床、跌倒等意外发生。

2. 根据产妇产时胎方位、胎儿大小、骨盆条件、产力、体能、配合度等情况，结合不同分娩体位的优缺点，选择适合该产妇的用力体位和分娩接产体位。

》》想一想

想一想 1 某经产妇，32 岁，G_3P_1，孕 38 周待产入院。体格检查：未发现阳性体征；专科检查骨盆无异常，胎儿体重估计 3800g。现宫口开全，LOT，S = +1，胎膜已破，羊水清亮，胎心监护提示：早期减速，宫缩强度中，35 ~ 40s/2 ~ 3min，孕妇自觉宫缩时腰骶部胀痛、便意感明显，诉宫缩时不会用力。

工作任务：

1. 该孕妇目前处于产程的什么阶段？

2. 作为一名助产人员，你如何帮助她选择适宜的体位用力并顺利分娩？

想一想 2 某初产妇，22 岁，G_1P_0，孕 39 周自然临产，孕期检查无特殊，胎儿估计 3600g。现宫口开全 2 小时，LOA，S = +2，胎心监护提示 CST 评 I 类，宫缩强度中，40s/2 ~ 3min。孕妇疲倦面容，宫缩时无法按照助产士引导的方式憋气用力。

工作任务：

1. 该孕妇现面临什么问题？

2. 作为一名助产人员，你认为该产妇可采用哪些体位用力？适宜选用哪种体位接产？

练习题

单项选择题

1. 自由体位分娩不适用于哪种产妇

　A. 宫口开全，胎头已"拨露"

　B. 宫口开全 2 小时，先露"+1"

　C. 宫口近开全，羊水粪染，胎心监护提示频繁晚减

　D. 宫缩时便意感强烈，不自主用力

　E. 宫口开全 1 小时，胎头已"着冠"

2. 初产妇，二产程 2 小时，先露"+1"，胎心正常，不宜采用哪种方式继续试产

　A. 截石位　　　　　　　B. 半卧位　　　　　　　C. 坐位

　D. 站立位　　　　　　　E. 蹲位

3. 产妇宫口开全，胎方位 LOP，不适宜采用以下哪种分娩体位

　A. 支撑式前倾站　　　　B. 支撑式前倾坐位　　　C. 直立不对称位

　D. 仰卧位　　　　　　　E. 手膝位

4. 初产妇，宫口开全 3 小时，会阴水肿明显，准备上台接生，适宜采用的分娩体位为

　A. 截石位　　　　　　　B. 蹲位　　　　　　　　C. 坐位

　D. 侧卧位　　　　　　　E. 站立位

5. 适宜的自由体位分娩对母儿均有好处，因此助产士在第二产程应该

　A. 要求胎方位为枕后位的产妇必须采用前倾位

　B. 与家属一同帮助行分娩镇痛后下肢肌力受到影响的产妇下床站立用力

　C. 积极建议产妇采用适宜的自由体位，但尊重产妇的自主意愿

　D. 要求胎儿较大产程进展缓慢的产妇采用蹲位分娩

　E. 帮助产程进展快，胎儿较小的产妇采用半卧位用力，以进一步缩短第二产程

（刘川峡）

任务二　胎头旋转术

子任务一　体位旋转法

枕后位和枕横位的胎头旋转术需要临床医生的综合判断。在很多情形下，胎头旋转不当可能导致仰伸，而使胎头以较大径线通过骨盆。如果旋转和胎头俯屈能够顺利完成使得胎头通过骨盆的径线缩小，也可成功阴道分娩。旋转操作，还可能造成罕见致命性的颈部脊髓损伤并导致四肢瘫痪的严重后果。

助产士应该充分理解分娩机制，内旋转是胎头围绕骨盆纵轴旋转，最后使矢状缝与骨

盆出口前后径相一致。枕前、枕横、枕后位时胎头需分别向前旋转45°、90°、135°，使后囟转到耻骨弓下，矢状缝与骨盆出口前后径吻合。内旋转从中骨盆开始至出口面完成，以适应中骨盆及出口面前后径大小相一致的特点，有利于胎头娩出。在第一产程阶段，胎头位置异常的孕妇，期待及观察是最好的策略，只要时间充裕，待孕妇精力充沛，大多数的枕后位会旋转为枕前位。变换体位胎头旋转法对孕妇无医疗干预痛苦，助产人员宜积极地提供指导，以利产程进展。

1. 适应证

（1）胎头位置异常导致活跃期有延长趋势者。

（2）胎头位置异常导致继发性宫缩乏力者。

（3）胎头位置异常导致胎头下降停滞者。

（4）活跃早期，胎头位置较高但孕妇有肛门坠胀感。

（5）胎心音在腹侧听得更清楚者。

（6）阴道检查可摸出后（小）囟门在母亲骨盆的后位上。

（7）B超提示胎儿脊柱位于后方者。

2. 方法

（1）按胎儿重心与重力的原理，在产程中指导孕妇取侧卧位（图4-2-1）和侧俯卧位（图4-2-2）。侧卧位的孕妇应该面向胎枕侧躺，胎背指向床面，这样会使胎儿从枕后位转向枕前位，如枕右后，取右侧躺，重力会使胎头和胎体转向枕右横；如枕左后，取左侧躺，重力会使胎头和胎体转向枕左横。侧俯卧位的正确体位是面向胎枕骨对侧躺，胎背朝向天花板，如枕左后，取右侧俯卧躺；如枕右后位，取左侧俯卧躺；使胎儿重心前移，有助于胎头位置旋转。

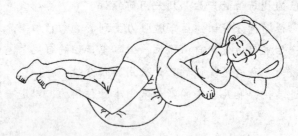

图4-2-1 侧卧位

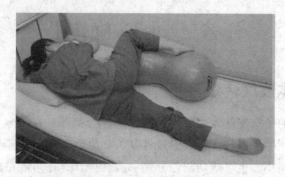

图4-2-2 侧俯卧位

（2）膝胸卧式可使入盆胎头退出骨盆入口，再采取侧俯卧位，使胎头以枕前位入盆（图4－2－3）。

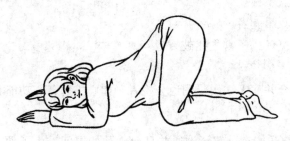

图4－2－3　膝胸卧式

（3）在产程过程中采取手膝卧式并摇摆骨盆，利用重力作用使胎背转向孕妇腹部前方，有利于异常胎头位置旋转（图4－2－4）。

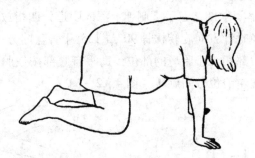

图4－2－4　手膝卧式

子任务二　徒手旋转法

根据临床观察、研究，徒手旋转胎头的最佳时间是第一产程末和第二产程初，这时胎头应完成内旋转，胎头矢状缝应与出口前后径一致，如这时胎头位置仍然异常，可导致产程延长，使孕妇过度疲劳、盆底肌水肿，胎头变形产瘤形成，阻碍实施胎头旋转手术。

（一）术前评估及术前准备

术前消毒外阴、导尿，保持良好的产力。再次明确胎儿宫内情况，如胎儿大小、胎心监护、羊水性状等情况。术前再次阴道检查确定胎位为枕横位或枕后位（高直后位、前不均倾位、颜面位、额位等均需除外）、先露高低、胎头有无明显水肿和血肿（胎头无明显产瘤形成、胎头不变形、颅骨不重叠）、宫口扩张程度、骨盆情况以及有无手术适应证及手术禁忌证。详细询问孕妇生育史及有无难产病史。充分估计术中可能出现的意外情况，如胎盘早剥、脐带脱垂、胎儿窘迫等。

（二）适应证

1. 持续性枕后位或持续性枕横位初产妇宫口开大第一产程8～10cm或初产妇进入第二产程时可进行徒手胎头旋转。

2. 经产妇第二产程时可进行徒手胎头旋转。

3. 产钳助产需要纠正胎头位置时。

（三）禁忌证

1. 骨盆狭窄或头盆不称。
2. 前置胎盘、胎盘早剥者。
3. 子宫病理性缩复环或子宫先兆破裂者。
4. 重度胎儿窘迫者。
5. 合并严重内科合并症无法耐受阴道分娩者，如心脏病，心功能Ⅲ～Ⅳ级者。

（四）方法

旋转成功与否应与孕妇充分解释沟通并且允许孕妇提问。为了便于实施操作，最好让孕妇排空膀胱，产程中徒手旋转胎方位是一项无菌操作。助产士首先应该向孕妇仔细解释操作流程，孕妇平躺在产床上，取膀胱截石位，会阴部消毒。术者戴无菌消毒手套，详细做阴道检查，排除头盆不称。徒手旋转胎位有三种方法。

1. 枕左后位时 宫缩间歇期，右手掌侧朝上深入阴道，四指放置于胎儿枕部，拇指在对侧，用手握紧胎头沿逆时针方向旋转枕骨90°或135°于骨盆前方（图4-2-5）。或右手旋转胎头时，左手在下腹部相当于胎肩的部位，助手自腹部按住胎背及臀部，术者及助手同时自阴道内及腹部向枕左前位方向旋转（图4-2-6）。

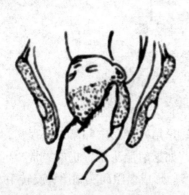
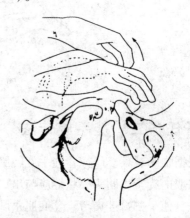

图4-2-5　右手掌旋转LOP位胎头　　图4-2-6　另一手于腹部协助胎肩向中线靠拢

2. 枕右后位时 宫缩间歇期，左手掌侧朝上伸入阴道，四指放置于胎儿枕部，拇指在对侧。用手握紧胎头沿顺时针方向旋转枕骨90°或135°于骨盆前方。或左手旋转胎头时，右手在下腹部相当于胎肩的部位，助手自腹部按住胎背及臀部，术者及助手同时自阴道内及腹部向枕左前位方向旋转。

3. 枕右横位时 宫缩间歇期，右手示指和中指分别置于耻骨联合下方的胎耳廓两侧，以胎耳作为支撑点，中指稍下压并顺时针旋转胎头至枕右前。枕左横位时反之。

（五）并发症防治

1. 母体并发症

（1）产道损伤 多与以下因素有关：①宫口未开全，上推宫颈前唇使宫口迅速开全；②旋转的次数太多；③操作不规范，手法粗暴。胎儿胎盘娩出后，常规检查宫颈、阴道等软产道。

（2）产后出血 头位难产产程延长，易发生继发性宫缩乏力；加之旋转胎方位手术操作，软产道损伤性出血的机会也会增加。及时发现并积极处理难产，可以有效预防产后出血（详见产后出血章节）。

（3）产褥感染　产后给予抗生素预防感染。

2. 围产儿并发症

（1）脐带脱垂　操作中胎头不能向上推过高，避免脐带脱垂，如发现脐带脱垂或脐带隐性脱垂，应立即停止操作，抬高床尾，帮助脐带缩回，并改用其他方式，立即结束分娩。

（2）颈部脊髓损伤　头位难产产程延长，羊水少，子宫壁紧贴胎体，在这种情况下，旋转胎头时胎肩被子宫束缚不能同时旋转，从而导致颈髓极易受伤。此外，缺氧可能会导致胎儿肌张力减退，松软的颈部和肩部肌肉不能保护颈椎脊髓，因此在胎儿缺氧的状态下，应避免进行胎头旋转，理论上讲，胎头旋转时应该同时伴随胎肩部的旋转。

（3）颅内损伤　这与旋转过程中胎头与母体骨盆相互挤压有关，包括颅内血肿、头颅骨折等，发生率较小。操作中切忌粗暴操作，避免旋转时力量集中在一个作用点上，新生儿出生后立即注射维生素 K_1 10mg。

（4）胎儿窘迫　旋转时一过性胎心改变与胎头受压致迷走神经兴奋有关，可吸氧纠正；但出现持续胎心下降、反复重度变异减速、晚期减速时，需考虑胎儿窘迫，应立即结束分娩。

（5）新生儿窒息　做好新生儿复苏准备。

（六）注意事项

1. 由异常胎位经徒手旋转为正常胎位后，产程进展加速，有可能自然分娩。

2. 异常胎位旋转至枕前位，手取出后胎头又复位至异常胎位，这时胎头位于 +2 ~ +3 以下，旋转胎头后应用产钳助产完成分娩。

3. 如 2~3 次旋转胎头仍不能成功，胎头位于 +2 以上，应考虑中骨盆和出口狭窄，应改剖宫产结束分娩。助产士应该知道，旋转胎头前，沿产道轻轻上推胎头会有帮助，但不要将胎头推至不衔接（易引起脐带脱垂）。旋转枕骨到达前位后，可以保持新胎位 1~2 次宫缩，手方可取出，以免胎头退回枕后位。

4. 值得注意的是，由于手对胎头刺激，这时胎心可能有减速，如果胎心减速不能恢复正常，应停止操作，待胎心恢复。

5. 持续性枕横位时，应排除前不均倾。

》》想一想

孕妇，38 周，孕 1 产 0，胎儿体重估计 3000g，已经临产 8 小时，产程进展较顺利，现在宫口开全，先露 +2，助产士阴道检查胎膜已破，无产瘤，胎方位 ROP，开全后 30 分钟先露下降不理想。

工作任务：

1. 影响该产妇第二产程进展的主要因素是什么？

2. 如何处理这种情况？

3. 处理中应如何操作，要注意哪些问题？

练习题

单项选择题

1. 胎儿完成内旋转动作是指

    A. 胎头双顶径与母体骨盆入口斜径一致

    B. 胎头双顶径与母体骨盆入口横径一致

    C. 胎头矢状缝与母体骨盆横径一致

    D. 胎头双顶径与母体骨盆出口前后径一致

    E. 胎头矢状缝与母体中骨盆出口前后径一致

2. 徒手旋转法适应证是

    A. 持续性枕横位初产妇宫口开大 4~5cm

    B. 产钳助产需要纠正胎头位置时

    C. 持续性枕后位胎儿胎头有明显水肿时

    D. 经产妇第一产程时可进行徒手胎头旋转

    E. 以上都是

3. 胎头娩出后，为使胎头与胎肩恢复正常关系，胎头枕部应

    A. 向左旋转45°   B. 向右旋转45   C. 向左旋转30°

    D. 向右旋转30°   E. 先向左旋转45°，后需继续向左旋转45°

4. 妊娠期及分娩期发现横位，下列处理哪项是正确的

    A. 妊娠晚期应及时行外倒转术

    B. 临产后胎膜已破，胎心正常，仍可行外倒转术

    C. 忽略性横位，胎心正常，可从阴道分娩

    D. 妊娠晚期应卧床休息，静待足月临产"试产"

    E. 忽略性横位，胎心已消失，子宫下段有压痛，行内倒转术

5. 胎头娩出前，枕前、枕横、枕后位时需分别向前旋转

    A. 90°、90°、135°   B. 60°、90°、120°

    C. 45°、90°、120°   D. 45°、90°、135°

    E. 45°、45°、90°

（刘亚敏）

任务三 阴道助产技术

阴道助产术是指术者利用产钳或胎头吸引器帮助产妇于第二产程快速娩出胎儿的过程，是处理难产的重要手段，操作时应确保母儿安全，减少分娩并发症。要求每一个从事母婴保健的人员都应该具备紧急情况下应用产钳或吸引器助产的知识和技术。

第二产程，胎头下降至骨盆底，若母儿状况需尽快结束分娩，应权衡阴道手术助产和剖宫产对产妇的利弊，再慎重选择阴道手术助产。

（一）适应证

1. 第二产程延长

（1）初产妇，未施行硬膜外阻滞分娩镇痛，第二产程已超过 3 小时；或者行硬膜外阻滞镇痛，第二产程超过 4 小时。

（2）经产妇，未施行硬膜外阻滞分娩镇痛，第二产程已超过 2 小时，或者行硬膜外阻滞镇痛，第二产程超过 3 小时。

2. 胎儿窘迫　需尽快结束第二产程。

3. 母体因素需缩短第二产程　如孕妇罹患心脏病、重症肌无力、有自主反射障碍的脊椎损伤或增殖性视网膜病等。

（二）禁忌证

1. 相对禁忌证

（1）胎头位置不佳。

（2）需胎头旋转 >45°方能正确放置产钳或胎头吸引器进行助产。

（3）中位产钳或胎头吸引。

2. 绝对禁忌证

（1）非纵产式或面先露。

（2）胎方位或胎头高低不清楚。

（3）胎头未衔接。

（4）宫口未开全。

（5）头盆不称。

（6）胎儿凝血功能障碍，如血友病、同种免疫性血小板减少症等，临床上极少见。

（7）胎儿成骨不全，临床上极少见。

（三）术前准备

阴道手术助产有潜在的风险和失败的可能。术者应对影响其成功和安全的因素进行评估，包括胎儿估计体重、骨盆大小、胎头高低、胎方位、是否麻醉等。

实施阴道手术助产术前，必须与孕妇及家属充分沟通，权衡利弊，产科医师和助产士必须仔细评估是否具备阴道手术助产的先决条件，并签署规范的知情同意书。

阴道手术助产知情同意书的要点应包括：手术的必要性和利弊、适应证、手术风险、宫口开大情况、产程时间、胎方位、胎头塑形情况、胎心率和宫缩情况、产妇骨盆的评估、失败后的补救方案。

阴道手术助产的先决条件如下。

1. 宫口开全。

2. 胎膜已破。

3. 胎头完全衔接。

4. 头先露。

5. 胎方位清楚，可确定助产器械放置在正确的位置。

6. 头盆相称，产道通畅。

7. 麻醉满意（椎管内麻醉比阴部神经阻滞麻醉效果更好）。

8. 排空膀胱。

9. 设施齐备，后备人员充足。

10. 已经签署规范的知情同意书。

11. 术者：①术者必须经过阴道手术助产的训练，具备操作经验和技巧。②准备好补救方案如紧急剖宫产。③如术者对阴道手术助产缺乏经验和信心，必须有富有经验的上级医师在场。④能够处理紧急情况如肩难产、新生儿窒息、产后出血等。

12. 应通知新生儿科医师到场，必要时实施新生儿复苏。如出现并发症，能快速实施紧急剖宫产。

（四）器械选择

胎头吸引器（图 4 - 3 - 1）和产钳（图 4 - 3 - 2）比较，各有优缺点。

1. 胎头吸引器牵引力小，产钳牵引力大且多能 1 次成功。紧急情况下需要较快娩出胎儿时，以产钳助产为宜。

2. 产钳可以解决异常先露如臀位后出头困难。

3. 胎头吸引器失败后可改用产钳助产。

4. 产钳助产操作相对复杂，手术技巧要求高，而胎头吸引器操作相对简单，较易掌握。

5. 产钳助产导致 III ~ IV 度会阴裂伤、胎头和胎儿面部损伤的风险高于胎头吸引器。

6. 孕周 <34 周不推荐使用胎头吸引器，而产钳助产几乎可用于所有孕周。

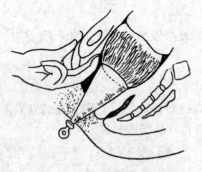
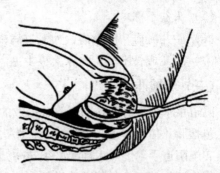

图 4 - 3 - 1　胎头吸引器助产　　　　　　　　图 4 - 3 - 2　产钳助产

（五）产钳助产的手法操作要点

1. 阴道检查，进一步核实宫口开全、胎头骨质部分与坐骨棘水平的关系，即胎先露已达 S + 3 或以下，胎头无明显变形；胎方位明确，先露部应是枕先露、面先露的颏前位或者用于臀位后出头。

2. 开放静脉通路，准备新生儿复苏。

3. 检查产钳，并涂润滑剂。

4. 双侧阴部神经阻滞麻醉或持续性硬膜外阻滞麻醉，行左侧会阴切开术。

5. 依次放置左叶产钳、右叶产钳，然后顺利扣锁产钳。如扣合困难，说明两叶产钳放置位置不适当，应取出两叶产钳，再次检查胎方位后重新放置。

6. 再次徒手阴道检查，核实产钳位置，钳叶与胎头之间有无产道软组织或脐带。

7. 宫缩时，合拢产钳柄沿骨盆轴方向，向外、向下缓慢牵拉。

8. 胎儿、胎盘娩出后，依次检查子宫颈、阴道有无裂伤以及会阴切口，然后逐层缝合。

（六）胎头吸引器助产的手法操作要点

1. 行阴道检查，进一步核实胎头骨质部分与坐骨棘水平的关系、胎方位。

2. 开放静脉通路，准备新生儿复苏。

3. 双侧阴部神经阻滞麻醉或持续性硬膜外阻滞麻醉，行左侧会阴切开术。

4. 放置胎头吸引器。

5. 行阴道检查，核实吸引器的位置，排除吸引杯缘与胎头之间有产道软组织嵌入。调整吸引器牵引横柄与胎头矢状缝一致，以作为旋转胎头的标记。

6. 形成负压。

7. 宫缩时，沿骨盆轴方向，向外、向下缓慢牵拉。

8. 胎头娩出后，取下吸引器，然后按正常分娩机转分娩胎儿。

9. 胎儿、胎盘娩出后，依次检查子宫颈、阴道有无裂伤以及会阴切口，然后逐层缝合。

（七）适时放弃阴道手术助产

在阴道手术助产过程中需要反复评估。当1次牵引失败时，是否继续行阴道手术助产，需由术者根据情况不断评估。当助产器械应用困难、牵引后胎头下降困难、胎儿未能在推荐时间（15~20分钟）内娩出、评估继续器械助产有高风险时，应果断放弃并迅速实施紧急剖宫产结束分娩。推荐，器械牵引2次后，胎头下降无进展，应放弃阴道手术助产。但如果器械牵引2次后胎头下降，且分娩在即，则可以在2次牵引后继续使用器械助产。

（八）并发症

由于已经不主张使用中高位器械助产，母体远期并发症和新生儿严重并发症如颅内出血、神经肌肉损伤等，已经少见。阴道手术助产并发症的发生，与阴道手术助产的方式、器械、胎方位、先露高低和术者的经验等有关。产钳和胎头吸引器的母儿并发症发生率存在一定差异。

1. 母体并发症

（1）近期并发症

1）产后会阴疼痛。

2）产道损伤如会阴裂伤、阴道裂伤、宫颈裂伤。

3）阴道壁血肿，严重者可致阔韧带或腹膜后血肿，向下可达会阴深部。

4）尿潴留和尿失禁。

5）感染。

6）伤口裂开。

（2）远期并发症　尿失禁；大便失禁；膀胱或直肠膨出；盆腔器官脱垂；生殖道瘘形成等。

2. 新生儿并发症

（1）近期并发症

1）产钳助产　皮肤压痕和撕裂伤；外眼部创伤；颅内出血；帽状腱膜下出血；高胆红素血症；视网膜出血；类脂性坏死；神经损伤；颅骨骨折。

2）胎头吸引器助产　头皮擦伤和撕裂伤；胎头血肿；帽状腱膜下出血；颅内出血；面神经麻痹；高胆红素血症；视网膜出血。

（2）远期并发症　神经发育和认知能力异常。

≫ 想一想

某孕妇，26岁，G_1P_0，孕40周规律腹痛10小时余入院。入院查体：生命体征（-）；产科检查：宫高35cm、腹围100cm、胎心80~100次/分，宫口开全，S=+3，LOA，胎膜已破，羊水Ⅱ度，胎心监护：频繁重度变异减速，系Ⅱ类胎心监护。

工作任务：

1. 该孕妇阴道助产的指征是什么？可选择那种器械进行阴道助产？

2. 阴道手术助产的术前准备是什么？

3. 两种阴道助产的手法操作要点是什么？

练习题

一、单项选择题

1. 产妇临产8小时宫口开大4cm，先露-1，阴道检查胎方位为ROP，此时你可以采取何种体位来帮助产妇胎方位的旋转

    A. 左侧俯卧位　　　　　B. 右侧俯卧位　　　　　C. 仰卧位

    D. 膀胱截石位　　　　　E. 左侧卧位

2. 产妇宫口已经开全1小时，先露+2，第二产程半小时无明显进展，阴道检查胎方位为LOP，此时助产士要为其徒手旋转胎方位，应该

    A. 逆时针旋转45°　　　B. 逆时针旋转90°　　　C. 顺时针旋转90°

    D. 顺时针旋转45°　　　E. 顺时针旋转60°

二、多项选择题

3. 有关阴道助产技术禁忌证，正确的是

    A. 非纵产式或面先露　　B. 胎方位或胎头高低不清楚

    C. 宫口未开全　　　　　D. 胎头未衔接

    E. 头盆不称

（刘亚敏）

项目五　分娩期第三产程的处理技术

◎ 学习目标

知识目标

1. 掌握会阴切开缝合术的适应证、操作方法，会阴阴道裂伤分度。

2. 熟悉胎盘粘连和胎盘植入的临床表现和处理方法；胎盘人工剥离术和产后清宫术；宫颈裂伤修补术和会阴阴道裂伤修补术操作方法。

3. 了解常见胎盘异常；宫颈裂伤修补术及会阴阴道裂伤修补术的并发症及其防治。

能力目标

1. 能识别胎盘粘连及胎盘植入。

2. 能说出会阴切开缝合术及会阴阴道裂伤修补术的操作要点。

思政目标

具有爱心、同情心、责任心。

任务一　常见胎盘异常及处理

子任务一　识别常见胎盘异常

1. 副胎盘　是指与正常胎盘（主胎盘）分离的一小胎盘，与正常胎盘（主胎盘）有血管相连（图 5-1-1）。如副胎盘和主胎盘之间无血管相连，则称为假叶胎盘。主胎盘娩出后，副胎盘易遗留在宫腔内，导致产妇产后出血、感染。假叶胎盘的副胎盘由于无血管与主胎盘相连，更易造成胎盘残留，且不易被发现。因此，在第三产程胎盘娩出后，应仔细检查胎盘上有无大块残缺，查看邻近胎膜上有无断裂血管，以便尽早发现副胎盘残留，并尽快取出。副胎盘大多位于子

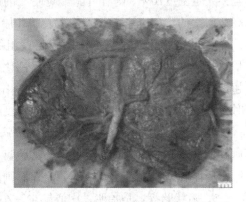

图 5-1-1　副胎盘

宫下部，易被误认为前置胎盘。少数情况下，连接主胎盘和副胎盘的血管可能脱垂于胎先露部前形成前置血管，如破裂或断裂，往往引起产前或产时出血，导致胎儿窘迫，甚至死亡。

2. 环状胎盘或带状胎盘　妊娠期时，胎盘围绕孕囊发育形成环状，称为环状胎盘。部分发育为不完整的环状，称为带状胎盘。环状胎盘或带状胎盘可引起妊娠期出血和产后出

血，胎盘循环不足易致胎儿生长受限及早产，产后易发生胎盘残留。

3. 膜状胎盘　指胎盘大而薄，直径可达35cm，而厚度仅有0.5cm。有些可部分呈膜状，膜可较厚。膜状胎盘可导致反复阴道出血、流产、早产、前置胎盘、胎儿生长受限、产后出血、胎盘粘连。膜状胎盘常有部分滞留而需人工徒手剥离。

4. 轮廓胎盘及有缘胎盘　在胎盘子面边缘有一宽度不等（约1cm）的黄白色环，环内缘与胎盘边缘距离不等，在胎膜皱褶内侧缘下为一环形壁龛，可见脐血管终止于此，称为轮廓胎盘。若此环紧靠胎盘的边缘，称为有缘胎盘。轮廓胎盘可分为完全性和部分性。轮廓胎盘和有缘胎盘可混合存在，易发生妊娠期出血，产后出血量也明显增加，需人工徒手剥离胎盘。

5. 多部胎盘、多叶胎盘、多个胎盘　多部胎盘为一个胎盘分成两叶、三叶或更多，但有互相连在一起的共同胎盘部分；多叶胎盘为大小几乎相等的两叶、三叶或多叶胎盘组成，多个胎盘叶的血管汇合入一根血管后再进入脐带（图5-1-2）；多个胎盘是指完全分开的几个或多个胎盘叶构成，每叶的血管清晰而独立，这些血管仅在进入脐带时才汇合。

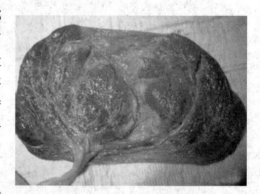

图5-1-2　多叶胎盘

6. 胎盘梗死　是指由于进入绒毛间隙的母体血流被阻断而引起的局部缺血性绒毛坏死，可导致子宫胎盘循环受阻，为常见的胎盘病变。可发生单个或多个病灶，大小不一。主要病因为孕妇全身性或局部性血管病变，如妊娠期高血压疾病、慢性肾炎、糖尿病等。

胎盘梗死面积越大，对胎儿的危害越大。胎盘梗死面积<5%，一般不影响胎盘功能；若梗死范围>10%，则有可能影响胎儿的供氧及物质交换，对胎儿造成威胁。因此，对有高危因素的孕妇应注意B超检查及胎儿胎心监护。

7. 胎盘钙化　是指由于胎盘某些组织缺血坏死，并在坏死部位发生纤维素及钙盐沉积，是最常见的胎盘形态变化。胎盘钙化多为生理性改变，随着孕周增加而增多，也是B超诊断胎盘成熟度标志之一。若胎盘钙化范围大，或同时出现胎动减少、羊水过少等情况时，要积极检查处理，避免胎儿出现不良结局。

8. 胎盘后血肿　又称底蜕膜血肿，病因不清。小的胎盘后血肿对母儿影响不大，但大血肿会危及胎儿生命，甚至发生子宫胎盘卒中，严重的导致产后出血。因此，如出现大的胎盘后血肿，应按照胎盘早剥的治疗原则处理。

9. 筛状胎盘　是指胎盘中心缺少一小部分小叶绒毛，但还有绒毛膜板。筛状胎盘在临床上很罕见，有可能被误认为胎盘小叶不全而进行不必要的刮宫。

10. 绒毛膜血管瘤　是一种良性血管瘤，多为单个病灶，大小不一，发病率低。小的胎盘血管瘤对母胎基本无任何影响，一般不需处理，定期随访即可；较大的血管瘤可压迫胎儿，如明显影响胎儿发育，应终止妊娠。B超可有效诊断胎盘血管瘤。

11. 羊膜下绒毛膜囊肿　该囊肿位于胎盘胎儿面，在羊膜和绒毛膜血管下，不是胎盘循环障碍引起的病变。一般不影响胎盘功能。

子任务二 胎盘粘连和胎盘植入

胎盘粘连指胎盘绒毛黏附在子宫肌壁表层。胎盘植入指胎盘绒毛穿入子宫壁肌层。穿透性胎盘植入指胎盘绒毛穿透子宫肌层到达或超过子宫浆膜面。均可分为部分性和完全性。部分性胎盘粘连或部分性胎盘植入常表现为部分胎盘未剥离，导致子宫收缩差，可引起大出血。完全性胎盘粘连与完全性胎盘植入，则因胎盘不能自行剥离而无出血。胎盘植入患者可出现严重的产后出血、休克，甚至死亡，因此及时正确的判断和处理非常重要。

（一）高危因素

1. 前置胎盘 前置于子宫下段的胎盘部分容易发生植入。

2. 多次人工流产史 可造成子宫内膜缺损，胎盘易发生植入。

3. 剖宫产或子宫手术史 手术瘢痕处易发生植入。

4. 高龄妊娠 子宫蜕膜发育不良。

5. 其他 胎盘植入史、子宫感染史、子宫畸形、原发性蜕膜发育不良等。

（二）临床表现

1. 胎盘滞留 胎儿娩出30分钟后，胎盘不能自行剥离娩出。

2. 阴道出血 部分胎盘未剥离可伴有出血。胎盘完全不能剥离，则不伴出血。

3. 腹痛 严重胎盘植入，导致子宫破裂，引起腹腔内出血及剧烈腹痛。

4. 其他 偶有胎盘组织侵蚀膀胱，可引起血尿。

（三）处理流程

疑有胎盘滞留	立即行阴道检查及宫腔检查，必要时行B超检查明确诊断	
胎盘已剥离	立即协助胎盘娩出	
胎盘粘连	胎盘广泛粘连，阴道流血不多	使用宫缩药物，断脐，密切观察产妇阴道流血量及生命体征 部分患者可随子宫复旧胎盘自行剥离
	胎盘部分剥离，有较多阴道流血	迅速建立静脉通道，观察生命体征，在高年资助产士和产科医师协助下剥离胎盘
		胎盘剥离困难，怀疑有胎盘植入者，不能强行剥离
胎盘植入	非手术治疗	应用米非司酮、化疗药MTX
	手术治疗	宫腔填塞纱条、介入下子宫动脉栓塞治疗、子宫切除术等

子任务三 人工剥离胎盘术

人工剥离胎盘术是指用手使胎盘与子宫内壁分离的手术。第三产程中发现胎盘粘连或胎盘滞留时，如果能及时有效地行人工剥离胎盘术，可有效预防和减少产后出血。

（一）适应证

1. 胎儿娩出后，胎盘部分剥离引起子宫大量出血（30分钟内出血>200ml）。

2. 第三产程超过30分钟，出血不多，但经排空膀胱、按摩子宫、应用缩宫剂等处理，胎盘仍不能完全娩出者。

3. 经检查，已排出的胎盘或胎膜不完整，可疑有副胎盘残留者。

（二）处理流程

术前准备	1. 交叉配血 2. 建立静脉通道 3. 准备宫缩剂（缩宫素、卡前列甲酯栓、卡贝缩宫素等）、止血药物 4. 重新消毒产妇外阴，更换手套和手术衣 5. 产妇取膀胱截石位，导尿、排空膀胱 6. 宫颈内口较紧者，肌内注射哌替啶 50～100mg。也可应用异丙酚全身麻醉
手术步骤	1. 术者将一手手指合拢呈圆锥状，沿着脐带伸入宫腔，触及胎盘边缘后，手掌展开四指并拢，掌面朝向胎盘母体面，手背紧贴子宫壁，以手掌尺侧缘将胎盘从边缘缓慢自子宫壁分离，另一手在腹壁协助按压宫底，待胎盘全部剥离后，把胎盘握在手掌中取出 注意：如找不到疏松的胎盘剥离面，无法剥离者，可能为胎盘植入，不能强行剥离，应行 B 超检查 2. 应用宫缩剂，减少出血 3. 仔细检查胎盘、胎膜是否完整，有无副胎盘。若有缺损应清宫，或再次人工剥离，但应尽量减少进入宫腔操作的次数
术后处理	1. 常规应用抗生素预防感染 2. 产后 2 小时应严密观察产妇生命体征、宫缩及阴道出血情况，发现异常应及时处理 3. 鼓励产妇多饮水，督促产妇产后 4～6 小时内排尿，定时按压宫底、测量宫高 4. 鼓励母婴早接触，早吸吮，以反射性引起宫缩，减少出血量
注意事项	1. 当产妇出血较多，一般情况较差时，应及时输血，立即启动产后出血抢救预案 2. 无胎盘植入者，应尽快将胎盘剥离娩出，密切观察产妇情况 3. 操作轻柔，避免暴力强行剥离，或用手指抠挖子宫壁导致子宫穿孔 4. 胎盘植入或胎盘粘连时，不可强行牵拉脐带，以免造成子宫内翻

子任务四　产后清宫术

分娩结束后子宫大且软，无 B 超引导行清宫术时，术中搔刮部位无针对性，有可能造成清宫不全、漏吸，甚至子宫穿孔等严重损伤。如有 B 超引导，能清晰地显示宫内情况及变化，手术针对性强，创面小，可缩短手术时间，减少出血量，从而降低并发症的发生率。

（一）适应证

1. 阴道分娩时，因胎盘粘连等行人工剥离胎盘术后发现胎盘、胎膜组织娩出不完整。

2. 产后 B 超发现子宫腔内有组织残留，非手术治疗无效者。

3. 因胎盘胎膜残留引起晚期产后出血，如生命体征平稳，阴道出血不多者，先抗感染、宫缩剂治疗，3～5 天后再行清宫术；如出血较多，甚至休克者，应在抗感染、纠正休克的同时行清宫术。术后予以抗感染及宫缩剂治疗。

4. 排除胎盘植入，无手术禁忌证。

（二）禁忌证

产妇合并严重内、外科并发症，无法耐受手术者。

（三）并发症

1. 出血　术中可因子宫收缩不好而出血，可给予缩宫素静脉滴注以减少出血量。

2. 子宫穿孔　如出血少，可行抗感染、止血等治疗；若穿孔严重，且出血量多，则需剖腹探查止血，修补穿孔处，或行子宫切除术。

3. 感染　术中严格无菌操作，术后预防性使用抗生素，可降低感染风险。

4. 宫腔粘连　如清宫时搔刮过度，可出现宫腔粘连，导致流产、不孕、闭经等。

（四）处理流程

术前准备	一般不需要麻醉，特殊情况下可行全身短效麻醉或注射镇痛药
手术步骤	1. 建立静脉通道 2. 产妇取膀胱截石位 3. 常规冲洗消毒外阴、阴道，铺无菌巾 4. 用宫颈钳固定宫颈上唇，将探针沿宫体方向送至宫底，以了解子宫大小 5. 将卵圆钳顺宫体方向送入宫腔，钳夹宫腔内组织，将较多量组织钳夹取出后 6. 使用大号刮匙搔刮整个宫腔 7. 如感觉到宫壁已变粗糙或观察到吸出血性泡沫，探查宫腔深度明显缩小，此时子宫内已清空，结束手术
术后处理	1. 必要时将刮取物送病理检查 2. 使用抗生素 3~5 天预防感染 3. 使用药物促进子宫收缩
注意事项	1. 操作时动作要轻柔 2. 如有瘢痕子宫，手术过程中避免接触瘢痕处 3. 出血多时，给予缩宫素静脉滴注 4. 建议在 B 超引导下进行手术操作

≫ 想一想

某产妇，26 岁，女，G_3P_1，人工流产 2 次，孕 40 周临产，临产 12 小时后顺产一女婴，无产道裂伤，新生儿娩出后 30 分钟胎盘尚未娩出。

工作任务：

1. 需要做何检查以明确诊断？
2. 对本产妇应如何处理？
3. 如阴道流血量较少，常规处理后胎盘仍然未娩出，考虑什么情况？如何处理？

练习题

单项选择题

1. 以下哪种胎盘异常与孕龄有关，且多为生理性改变

　　A. 副胎盘　　　　　　B. 环状胎盘或带状胎盘　　C. 筛状胎盘

　　D. 膜状胎盘　　　　　E. 胎盘钙化

2. 以下哪种情况不适合行产后清宫术

　　A. 阴道分娩行手取胎盘后发现胎盘组织娩出不完整

　　B. 产后 B 超发现宫腔内有组织残留，行药物非手术治疗无效

　　C. 因胎盘胎膜残留引起晚期产后出血，出血不多

　　D. 因胎盘胎膜残留引起晚期产后出血，患者出血较多，生命体征不稳定

　　E. 排除胎盘植入，无禁忌证

3. 下列需要进行人工剥离胎盘术的情况是

    A. 胎儿娩出后 15 分钟胎盘没有剥离者

    B. 分娩过程有活动性出血者

    C. 妊娠晚期出血者

    D. 胎儿娩出后 30 分钟胎盘仍未剥离者

    E. 妊娠高血压疾病患者

4. Ⅱ度会阴阴道裂伤损伤的肌肉，正确的是

    A. 坐骨海绵体肌、会阴深横机及耻尾肌

    B. 肛门外括约肌、耻尾肌、会阴浅横机

    C. 耻尾肌

    D. 髂尾肌

    E. 球海绵体肌、会阴深横肌及会阴浅横机

（贾　佳）

任务二　软产道损伤及处理

子任务一　会阴切开缝合术

    会阴切开术是在第二产程末用剪刀在会阴做一切口，以扩大阴道出口的手术。常用的切开方式有会阴斜切术及正中切开术两种（图 5 - 2 - 1）。临床上多用前者。目前临床不推荐常规应用会阴切开术，应严格把握会阴切开指征。

（一）适应证

1. 会阴坚韧、会阴有手术瘢痕者。

2. 会阴体短（会阴充分扩张后 ≤3cm），预估会阴阴道严重裂伤不可避免者。

3. 阴道助产者。

4. 各种原因（胎儿窘迫、第二产程延长等）须尽快结束分娩者。

5. 其他，如肩难产、经阴道手术等。

（二）会阴侧切术处理流程（以左侧切开为例）

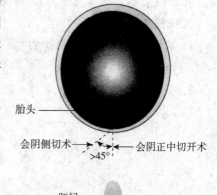

胎头

会阴侧切术   >45°   会阴正中切开术

肛门

图 5 - 2 - 1　会阴切开方式

术前准备	1. 体位：取仰卧屈膝位或膀胱截石位 2. 麻醉：采用阴部神经阻滞及局部浸润麻醉，起到止痛和松弛盆底肌肉作用。用带长针头的注射器吸取 0.5% 利多卡因 5～10ml（加 0.9% 氯化钠注射液 10ml）。一手中、示二指伸入阴道内触及坐骨棘作指引，另一手持注射器，在肛门与坐骨结节连线中点进针，先作一皮丘，然后将针头刺向坐骨棘尖端内约 1cm、下方 1.5～2cm 的阴部神经，回抽无血，注入 1/2 药液。将针头抽回皮下，边退边注药，然后沿切开侧的大小阴唇、会阴体皮下做扇形注射。对侧行阻滞麻醉效果更佳

手术步骤	1. 切开：宫缩时见胎头露出部直径 3 ~ 4cm 或胎头着冠时行会阴侧切。术者左手示、中指伸入阴道撑起左侧阴道壁。右手持会阴侧切剪，将一叶置于阴道内，另一叶置于阴道外，剪刀切缘与皮肤垂直，与会阴后联合中线呈 45° 角，宫缩时，剪开会阴 4 ~ 5cm。如会阴高度膨隆，斜切角度宜为 60°，避免损伤肛门直肠。切口组织包括球海绵体肌、会阴浅横肌、耻骨直肠肌。切开后立即用纱布压迫止血或结扎止血 2. 缝合：胎盘、胎膜完整娩出后，检查无其他软产道损伤，用生理盐水冲洗阴道，有感染风险者可使用甲硝唑液冲洗，将有带纱布塞入阴道内，阻止血液流出，然后分层缝合 （1）缝合阴道黏膜：以示、中指撑开阴道壁，暴露阴道黏膜切口顶端及整个切口，用 2 - 0 或 3 - 0 可吸收线，自切口顶端上方 0.5 ~ 1cm 起间断或连续缝合阴道黏膜及黏膜下阴道及直肠间组织，至处女膜缘，应对齐切缘 （2）缝合肌层：以同线间断缝合回缩的球海绵体肌，间断缝合会阴浅横肌及肛提肌及其筋膜。注意缝合力度，以免引起性交痛或形成血肿 （3）缝合皮下及皮肤组织：现多采用 3 - 0 可吸收线皮内缝合皮肤，不用拆线 3. 缝合后处理：消毒皮肤。取出阴道内纱布，行阴道检查了解缝合处有无出血或血肿。肛诊检查有无缝线穿透直肠黏膜，如有立即拆除，重新消毒缝合
术后处理	1. 取健侧卧位 2. 严密观察产妇体温，发现异常应及时处理 3. 每天用对外阴无刺激的消毒液擦洗外阴 2 ~ 3 次 4. 会阴水肿者，24 小时内可冰敷袋冷敷，产后 24 小时后可用红外线照射外阴 5. 每日检查切口有无红肿、硬结及分泌物，切口感染者应拆线引流或扩创处理
注意事项	1. 严格把握会阴切开术的指征 2. 阴道分娩不推荐常规使用会阴切开术，提倡限制性会阴切开术，倡导会阴切开率≤30% 3. 掌握好会阴切开时机：胎头拨露后、着冠前、会阴高度扩张变薄后、宫缩开始时 4. 缝合应仔细止血，缝合不留无效腔，组织结构对合良好

（三）会阴正中切开术

优点有损伤组织少，出血少，易缝合，愈合佳，术后疼痛轻；缺点是如切口向下延长可能损伤肛门括约肌甚至直肠。故不适用于手术助产、巨大儿或接产技术不熟练者。

1. 切开　局部浸润麻醉后，沿会阴联合正中向肛门方向垂直切开 2 ~ 3cm。切口组织为会阴中心键。

2. 缝合　只需缝合阴道黏膜、皮下脂肪及皮肤，缝合方法同会阴侧切术。

（四）并发症及其防治

1. 切口愈合不良　术前评估产妇有无营养不良、贫血、会阴瘢痕组织等情况，缝合时不宜过紧过密。

2. 切口出血或血肿　缝合时仔细止血，不留无效腔。

3. 切口水肿　术后 24 小时内予冰敷垫冷敷；术后 24 小时后予以 50% 硫酸镁湿热敷，予以超短波或红外线照射。

4. 切口感染　缝合时冲洗创面，术后保持外阴清洁，采用切口对侧卧位，必要时使用抗生素，脓肿形成时予以拆线，引流脓液。

5. 切口裂开　小裂伤可局部予以抗生素治疗及坐浴；严重裂开者先予以抗感染及坐浴治疗控制感染后，予以局部麻醉下二次缝合，合并Ⅲ度及其以上会阴阴道裂伤切口裂开者需行肠道准备。

子任务二　宫颈裂伤修补术

经阴道分娩的产妇都有可能发生宫颈裂伤。大多为轻度裂伤,常发生于宫颈3、9点处,不需要缝合。严重裂伤者可致大出血甚至危及生命,需要缝合。

(一)适应证

1. 宫颈裂伤≥1cm伴活动性出血者。

2. 宫颈裂伤≥3cm。

3. 裂伤达阴道穹窿、阴道上1/3段或子宫下段,必要时开腹缝合。

4. 宫颈环形裂伤或脱落。

(二)处理流程

术前准备	及时发现宫颈裂伤:宫缩好但第三产程持续阴道流血、产钳助产术后,应常规检查有无宫颈裂伤。用阴道拉钩扩开阴道,充分暴露宫颈,直视下用两把无齿卵圆钳循序交替,按顺时针或逆时针方向自12点处依次检查宫颈一周。累及阴道穹窿的裂伤应经阴道探查有无子宫下段裂伤
手术步骤	1. 修补纵行宫颈裂伤:将两把卵圆钳钳夹裂口两侧向下牵拉,充分暴露裂伤顶端,自顶端上方0.5～1cm处"8"字缝合第1针,继而用2-0可吸收线做连续锁边缝合或间断缝合宫颈全层,缝至距宫颈外口0.5cm处终止。缝合完有渗血者,可用纱布压迫止血,4小时后取出 2. 修补宫颈环形裂伤或脱落:可横向间断缝合 3. 波及阴道穹窿或超过宫颈阴道部不能暴露裂伤顶端,按子宫破裂行剖腹探查
术后处理	1. 严密观察产妇体温,发现异常应及时处理 2. 检查切口有无红肿及异常分泌物
注意事项	1. 产后宫缩好但阴道持续流血者应常规行阴道宫颈检查 2. 掌握"两个0.5"原则,第1针在裂伤顶端0.5cm以上缝合,结扎回缩血管,最末1针在宫颈外口0.5cm终止,以免宫颈管狭窄 3. 宫颈裂伤波及阴道穹窿或超过宫颈阴道部不能暴露裂伤顶端,不要勉强经阴道修复

(三)并发症及其防治

1. 术后出血　仔细修补,仔细检查。

2. 术后感染　必要时使用抗生素预防感染。

3. 宫颈管粘连　实施粘连分离术。

4. 宫颈管狭窄　缝至距宫颈外口0.5cm处终止,不缝至宫颈边缘。

5. 宫颈机能不全　缝合时仔细修补,必要时于妊娠后行宫颈环扎术。

(四)宫颈裂伤预防

宫口未开全时嘱产妇勿用力屏气,医务人员勿人为加大腹压;正确处理第二产程;严格掌握阴道助产指证,应由有经验的医生实施产钳助产术;正确使用缩宫素,避免宫缩过强。

子任务三　会阴阴道裂伤修补术

会阴阴道裂伤指会阴裂伤伴阴道下段裂伤,在分娩时最常见。会阴坚韧、会阴阴道瘢痕、会阴水肿、不恰当的会阴切开、会阴保护不力、产力过强、产道扩张不充分、胎头娩出过快等,均可导致会阴阴道裂伤。

（一）会阴阴道裂伤分度

Ⅰ度裂伤指会阴部皮肤及阴道入口黏膜撕裂，出血不多。

Ⅱ度裂伤指裂伤已达会阴体筋膜及肌层，累及阴道后壁黏膜，向阴道后壁两侧延伸并向上撕裂，解剖结构不易辨认，出血较多。

Ⅲ度裂伤指裂伤向会阴深部扩展，肛门处括约肌已断裂，直肠黏膜尚完整；可分为3个亚型。Ⅲa度：肛门外括约肌（EAS）裂伤厚度≤50%。Ⅲb度：肛门外括约肌（EAS）裂伤厚度≥50%。Ⅲc度：肛门外括约肌（EAS）和肛门内括约肌（IAS）均受损伤。

Ⅳ度裂伤指肛门内外括约肌、直肠黏膜和阴道完全贯通，直肠肠腔外露，组织损伤严重，出血量可不多。

如果对会阴Ⅲ度裂伤亚型不能确定，则将其放入更高级别。

（二）处理流程

术前准备	1. 及时发现会阴阴道裂伤：胎儿胎盘娩出后，宫缩好但阴道口持续流血，常规行阴道检查，了解有无宫颈、阴道、肛门括约肌甚至直肠裂伤。瘢痕子宫者还应检查子宫下段有无裂伤 2. 应在有条件的产房或手术室进行（助手、照明、设备齐全） 3. 体位：取仰卧屈膝位或膀胱截石位 4. 麻醉：可采用局部麻醉、硬膜下麻醉或蛛网膜下腔阻滞麻醉
手术步骤	1. Ⅰ度会阴阴道裂伤修补术：无出血者可不予处理，出血多、裂伤较大者予以缝合。可用2-0可吸收线间断或连续缝合阴道黏膜或阴唇系带，3-0可吸收线间断或皮内连续缝合皮肤 2. Ⅱ度会阴阴道裂伤修补术（图5-2-2）：最常用。应以处女膜为标志，将有带纱布塞入阴道内逐层缝合 （1）缝合阴道黏膜及黏膜下组织：用2-0可吸收线，自裂伤顶端上方0.5~1cm起间断或连续缝合阴道黏膜及黏膜下组织，最后一针位于处女膜后方，保证缝合后处女膜位于同一平面 （2）缝合会阴体筋膜及深部肌肉：用2-0可吸收线间断缝合 （3）缝合皮肤：用3-0可吸收线皮内缝合或间断缝合 （4）缝合后处理：同会阴切开缝合术 3. Ⅲ度不完全会阴阴道裂伤修补术：用2-0可吸收线间断缝合肛门括约肌，不用"8"字缝合以防缺血。余同Ⅱ度会阴阴道裂伤修补术 4. Ⅲ度完全会阴阴道裂伤修补术：用Allis钳钳夹肛门括约肌两断端，确保精确对合，用2-0合成线间断缝合肌肉及筋膜，可采用端-端缝合或重叠缝合（图5-2-3），避免"8"字缝合。余同Ⅱ度会阴阴道裂伤修补术 5. Ⅳ度会阴阴道裂伤修补术：Ⅳ度会阴阴道裂伤为阴道分娩严重并发症，处理不当可致大便失禁、直肠阴道瘘或伤口裂开，应逐层缝合，精确对合，预防感染 （1）充分暴露并用甲硝唑冲洗创面 （2）缝合直肠前壁：裂口较松的塞入一无菌纱条，用3-0可吸收线及细圆针间断或连续内翻缝合直肠黏膜下层，针距0.5cm，勿穿过直肠黏膜，必要时助手示指置入肛门内引导，边缝合边退出纱条。再连续或间断缝合直肠旁筋膜和直肠阴道隔筋膜 （3）缝合肛门外括约肌：方法同Ⅲ度完全会阴阴道裂伤修补术 （4）缝合肛提肌：2-0合成线间断缝合 （5）缝合阴道黏膜及黏膜下组织：方法同会阴Ⅱ度裂伤修补术中缝合方法 （6）缝合会阴体筋膜及其他深部肌肉（除肛提肌）：用2-0可吸收线间断缝合 （7）缝合皮肤：用3-0可吸收线皮内缝合或丝线间断缝合 （8）缝合后处理：常规肛诊检查有无缝线穿透直肠黏膜，如有立即拆除，测试肛门应力，观察肛门外观是否正常，探及直肠壁有无缺损，对探及的缺损立即评估并行二次修补。保留导尿12~24小时。阴道压迫碘伏纱条12~24小时止血。使用广谱抗生素预防感染。使用缓泻剂，半流质饮食3~5天

术后处理	1. 书写手术记录：详细描述裂伤情况及分度；简要记录修补步骤；记录修复后完整检查结论（包括阴道黏膜及处女膜缘对合情况、有无活动性出血或血肿、肛门应力、直肠壁有无缺损、有无缝线穿透直肠等） 2. 采用健侧卧位 3. 严密观察产妇体温，发现异常应及时处理 4. 每天用对外阴无刺激的消毒液擦洗外阴 2~3 次 5. 会阴水肿者，可局部湿热敷，产后 24 小时后可用红外线照射外阴 6. 每日检查切口有无红肿、硬结及分泌物，切口感染者应拆线引流或扩创处理
注意事项	1. 充分暴露，正确评价会阴阴道裂伤分度 2. 对撕裂创面进行清洁处理 3. 恰当止血，防止创面积血或形成血肿 4. 保证组织结构对合良好 5. 直肠腔为高压腔，防止粪瘘发生

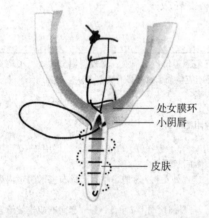

图 5-2-2　II 度会阴阴道裂伤修补术

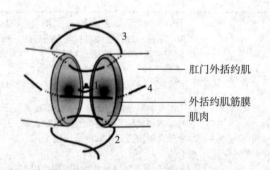

图 5-2-3　缝合肛门外括约肌

（三）并发症及其防治

1. 伤口裂开　仔细缝合、注意打结方法，术后仔细检查。

2. 伤口感染　术前用甲硝唑充分冲洗创面，II 度及其以上裂伤预防性使用广谱抗生素。

3. 出血及血肿　仔细止血，不留死腔，位置高且广泛的裂伤术后阴道压迫碘伏纱条。

4. 肛门功能不全、性交困难　缝合时精确对合，恢复组织结构；术后 6~12 周行盆底功能评估及康复治疗。

5. 生殖道瘘　术后仔细检查有无缝线穿透直肠黏膜，有无直肠壁缺损；必要时预防性使用抗生素。

（四）会阴阴道裂伤预防

1. 做好产前评估　及时发现软产道异常如：会阴阴道瘢痕、阴道横隔、静脉曲张等。

2. 加强产前宣教　教会产妇正确使用腹压及深呼吸配合接产者保护会阴。

3. 正确处理产程　严格掌握缩宫素使用指征，避免急产；正确处理第二产程。

会阴侧切术评分标准

	考核内容	分值	教师评分	学生评分
术前准备 （15分）	1. 体位：取仰卧屈膝位或膀胱截石位	5		
	2. 麻醉：采用阴部神经阻滞及局部浸润麻醉，起到止痛和松弛盆底肌肉作用（能说出具体麻醉方法）	10		
手术步骤 （40分）	1. 切开：宫缩时见胎头露出部直径 3～4cm 或胎头着冠时行会阴侧切。术者左手示、中指伸入阴道撑起左侧阴道壁。右手持会阴侧切剪，将一叶置于阴道内，另一叶置于阴道外，剪刀切缘与皮肤垂直，与会阴后联合中线呈45°角，宫缩时，剪开会阴 4～5cm。如会阴高度膨隆，斜切角度宜为60°，避免损伤肛门直肠。切口组织包括球海绵体肌、会阴浅横肌、耻骨直肠肌。切开后立即用纱布压迫止血或结扎止血	10		
	2. 缝合：胎盘、胎膜完整娩出后，检查无其他软产道损伤，用250ml甲硝唑冲洗阴道，将有带纱布塞入阴道内，阻止血液流出，然后分层缝合 （1）缝合阴道黏膜：以示、中指撑开阴道壁，暴露阴道黏膜切口顶端及整个切口，用2-0或3-0可吸收线，自切口顶端上方0.5～1cm起间断或连续缝合阴道黏膜及黏膜下阴道及直肠间组织，至处女膜缘，应对齐切缘 （2）缝合肌层：以同线间断缝合回缩的球海绵体肌，间断缝合会阴浅横肌及肛提肌及其筋膜。注意缝合力度，以免引起性交痛或形成血肿 （3）缝合皮下及皮肤组织：现多采用3-0可吸收线皮内缝合皮肤，不用拆线	20		
	3. 缝合后处理：消毒皮肤。取出阴道内纱布，行阴道检查了解缝合处有无出血或血肿；肛诊检查有无缝线穿透直肠黏膜，如有立即拆除，重新消毒缝合	10		
术后处理 （20分）	1. 取健侧卧位	4		
	2. 严密观察产妇体温，发现异常应及时处理	4		
	3. 每天用对外阴无刺激的消毒液擦洗外阴 2～3 次	4		
	4. 会阴水肿者，可局部湿热敷，产后24小时后可用红外线照射外阴	4		
	5. 每日检查切口有无红肿、硬结及分泌物，切口感染者应拆线引流或扩创处理	4		
注意事项 （20分）	1. 严格把握会阴切开术的指征	5		
	2. 阴道分娩不推荐常规使用会阴切开术，提倡限制性会阴切开术，倡导会阴切开率≤20%，争取≤5%	5		
	3. 掌握好会阴切开时机：胎头拨露后、着冠前、会阴高度扩张变薄后、宫缩开始时	5		
	4. 缝合应仔细止血，缝合不留无效腔，组织结构对合良好	5		
过程评价 （5分）	尊重产妇，注意沟通；同理产妇，保护产妇隐私	5		

练习题

1. 以下哪种胎盘异常与孕龄有关，且多为生理性改变

　　A. 副胎盘　　　　　　　B. 环状胎盘或带状胎盘　　　C. 筛状胎盘

D. 膜状胎盘   E. 胎盘钙化

2. 以下哪种情况不适合行产后清宫术
   A. 阴道分娩行手取胎盘后发现胎盘组织娩出不完整
   B. 产后 B 超发现宫腔内有组织残留，行药物非手术治疗无效
   C. 因胎盘胎膜残留引起晚期产后出血，出血不多
   D. 因胎盘胎膜残留引起晚期产后出血，患者出血较多，生命体征不稳定
   E. 排除胎盘植入，无禁忌证

3. 下列需要进行人工剥离胎盘术的情况是
   A. 胎儿娩出后 15 分钟胎盘没有剥离者
   B. 分娩过程有活动性出血者
   C. 妊娠晚期出血者
   D. 胎儿娩出后 30 分钟胎盘仍未剥离者
   E. 妊娠高血压疾病患者

4. Ⅱ度会阴阴道裂伤损伤的肌肉包括
   A. 坐骨海绵体肌、会阴深横机及耻尾肌
   B. 肛门外括约肌、耻尾肌、会阴浅横肌
   C. 耻尾肌
   D. 髂尾肌
   E. 球海绵体肌、会阴深横肌及会阴浅横肌

（张 琴）

项目六 产科急救

◎ 学习目标

知识目标

1. 掌握产后出血定义及急救处理措施；肩难产的临床表现及处理要点；羊水栓塞的临床表现及急救要点。

2. 熟悉子宫内翻的临床表现及处理原则；休克、心搏骤停的抢救要点。

3. 了解危重孕产妇转院与运送途中风险评估及预防措施。

能力目标

1. 能正确应用称重法、休克指数法评估产后出血量。

2. 能正确应用屈大腿法、腹部加压法处理肩难产。

思政目标

培养学生严谨的工作态度及人文关怀意识。

任务一 产后出血

子任务一 认识产后出血

产后出血（postpartum hemorrhage，PPH）指胎儿娩出后 24 小时内，阴道分娩者出血量≥500ml，剖宫产者≥1000ml。PPH 是严重的分娩并发症，是我国孕产妇死亡的首要原因。国内外文献报道 PPH 发病率为 5%～10%，中国人群中 PPH 发病率具有显著差异，为2.9%～15.4%。然而，由于临床上估计的产后出血量比实际出血量低，因此产后出血的实际发病率更高。

（一）病因

产后出血最常见的四大原因包括子宫收缩乏力、软产道裂伤、胎盘因素、凝血功能障碍。

1. 子宫收缩乏力 是产后出血最常见的原因，约占产后出血的 70%。引起子宫收缩乏力的常见因素如下。

（1）全身因素 产妇精神过度紧张、恐惧分娩、过度疲劳、体质虚弱、严重贫血或合并慢性全身性疾病等。

（2）子宫因素 子宫肌纤维过度伸展（如羊水过多、巨大胎儿、多胎妊娠等）、子宫肌壁损伤（剖宫产史、子宫肌瘤剔除术后、多次妊娠分娩等）、子宫病变（子宫畸形、子宫肌瘤等）。

（3）产科因素　产程过长；前置胎盘、胎盘早剥、妊娠期高血压疾病、宫腔感染等，可使子宫肌层水肿或渗血，引起子宫收缩乏力。

（4）药物因素　过度使用麻醉剂、镇静剂、子宫收缩抑制剂、宫缩剂使用不当等，均可造成产后子宫收缩乏力。

2. 软产道裂伤　软产道包括会阴、阴道和宫颈，分娩过程中可能出现软产道裂伤，严重者裂伤可达阴道穹窿、子宫下段，甚至盆壁，导致腹膜后血肿或阔韧带内血肿、子宫破裂等。常见的危险因素包括巨大儿、头盆不称、急产、宫缩过强、阴道手术产、会阴切口延长、胎方位异常、胎头过低、第二产程延长、既往子宫手术史（剖宫产术、子宫肌瘤剔除术等）、胎盘宫底附着、过度牵引脐带。

3. 胎盘因素

（1）胎盘滞留　指胎盘在胎儿娩出后 30 分钟后仍不排出，可能导致出血。常见原因有：①膀胱充盈：使已剥离胎盘滞留宫腔；②胎盘嵌顿：子宫收缩药物应用不当，导致子宫痉挛性狭窄环，使已剥离的胎盘嵌顿于宫腔；③胎盘剥离不全：第三产程过早牵拉脐带或按压子宫，影响胎盘正常剥离，胎盘已剥离部位血窦开放而出血。

（2）胎盘植入　根据侵入深度分为粘连性、植入性和穿透性胎盘植入。胎盘植入可引起产时出血、产后出血、子宫破裂和感染等并发症，穿透性胎盘植入也可导致膀胱或直肠损伤。

（3）胎盘部分残留　指部分胎盘小叶、副胎盘或部分胎膜残留于宫腔，影响子宫收缩而出血。

4. 凝血功能障碍　任何原发或继发的凝血功能异常，均能导致产后出血。产妇合并凝血功能障碍性疾病，如原发性血小板减少、再生障碍性贫血、血友病、重症肝炎等，可引起手术创伤处子宫剥离面出血。胎盘早剥、死胎、羊水栓塞、重度子痫前期等产科并发症及严重感染等，可引起弥散性血管内凝血（DIC），从而导致子宫大量出血。

子任务二　诊断产后出血

（一）临床表现

胎儿娩出后阴道流血，严重者出现失血性休克等表现。

1. 阴道流血　胎儿娩出后立即发生阴道流血，色鲜红，应考虑软产道裂伤；胎儿娩出后数分钟出现阴道流血，色暗红，应考虑胎盘因素；胎盘娩出后阴道流血较多，间歇性，色暗红，应考虑子宫收缩乏力或胎盘、胎膜残留；胎儿娩出后阴道持续流血且血液不凝，应考虑凝血功能障碍；失血导致的临床表现明显，伴阴道疼痛而阴道流血不多，应考虑隐匿性软产道损伤，如阴道血肿。剖宫产时主要表现为胎儿胎盘娩出后胎盘剥离面的广泛出血，宫腔不断被血充满或切口裂伤处持续出血。

2. 失血性休克　产妇出现头晕、面色苍白、烦躁、皮肤湿冷、脉搏细数、脉压缩小时，提示已处于休克早期。

（二）估测出血量

诊断产后出血的关键在于正确测量和估计出血量，根据出血量明确诊断并尽早判断病因，及早处理。常用方法包括以下几种。

1. 称重法 失血量（ml）＝［胎儿娩出后接血敷料湿重（g）－接血前敷料干重（g）］／1.05（血液比重 1.05g/ml）。

2. 容积法 用容器收集血液后，放入量杯测量失血量。

3. 面积法 可按接血纱布血湿面积粗略估计失血量。如 10cm×10cm 纱布浸湿后含血量为 10ml、15cm×15cm 纱布浸湿后含血量为 15ml 等，此法测定的出血量只是一个大概的估计值，具有一定的误差。

4. 休克指数（shock index，SI） 休克指数＝脉率/收缩压（mmHg）。妊娠人群的 SI 正常范围波动于 0.7～0.9，失血会引起收缩压下降以及相应的心率升高作为代偿，SI＞0.9 可反映产妇不稳定的血流状态。SI 能快速反映患者心血管系统的急性变化，指南建议将 SI 作为判断出血严重程度的标志，也可作为早期预警患者不良预后的指标。SI 值与估计失血量的关系见表 6-1-1。

表 6-1-1 休克指数与估计失血量

休克指数	估计失血量（ml）	占血容量的比例（%）
0.9～1.0	＜500	＜20
1.0	1000	20
1.5	1500	30
2.0	≥2500	≥50

5. 血红蛋白测定 血红蛋白每下降 10g/L，估计失血 400～500ml。但在产后出血早期，由于血液浓缩，血红蛋白值常不能准确反映实际出血量。

6. 生命体征 参考 Benedetti 出血程度的分级标准（表 6-1-2），估计出血量。

表 6-1-2 Benedetti 出血程度分级

	Ⅰ级	Ⅱ级	Ⅲ级	Ⅳ级
出血量（%）	15	20～25	30～35	40
脉搏（次/分）	正常	100	120	140
收缩压（mmHg）	正常	正常	70～80	60
平均动脉压（mmHg）	80～90	80～90	50～70	50
组织灌注	体位性低血压	外周血管收缩	面色苍白、烦躁、少量	虚脱、无尿、缺氧

（三）判断失血原因

根据阴道流血发生时间、出血量与胎儿、胎盘娩出之间的关系，可初步判断引起产后出血的原因。有时产后出血原因互为因果。

1. 子宫收缩乏力 子宫收缩乏力引起的产后出血，表现为宫底升高，子宫质软、轮廓不清，阴道流血多。按摩子宫及应用缩宫剂后，子宫变硬，阴道流血减少或停止。

2. 胎盘因素 胎儿娩出后 10～15 分钟胎盘未娩出，并出现阴道大量流血，应考虑胎盘因素，胎盘部分剥离、嵌顿、胎盘植入、胎盘残留等是引起产后出血的常见原因。胎盘娩出后应常规检查胎盘及胎膜是否完整，确定有无残留；胎盘胎儿面如有断裂血管，应考虑副胎盘残留的可能；徒手剥离胎盘时如发现胎盘与宫壁关系紧密，难以剥离，牵拉脐带时子宫壁与胎盘一起内陷，可能为胎盘植入，应立即停止剥离。

3. 软产道裂伤　疑有软产道裂伤时，应立即仔细检查宫颈、阴道及会阴处是否有裂。

（1）宫颈裂伤　常见危险因素包括巨大儿、手术助产、臀牵引等，常规检查宫颈。裂伤常发生在宫颈3点与9点处，有时可延至子宫下段、阴道穹窿。如宫颈裂伤不超过1cm，通常无活动性出血。

（2）阴道裂伤　检查者用中指、示指压迫会阴切口两侧，仔细查看会阴切口顶端及两侧有无裂伤及其程度，有无活动性出血。如有严重的会阴疼痛及突然出现张力大、有波动感、可触及不同大小的肿物，表面皮肤颜色有改变为阴道壁血肿。

（3）会阴裂伤　按损伤程度可分为4度。详见项目五任务二子任务三。

4. 凝血功能障碍　主要因为失血过多引起继发性凝血功能障碍，表现为持续阴道流血，血液不凝，全身多部位出血、身体瘀斑。根据临床表现及血小板计数、纤维蛋白原、凝血酶原时间等凝血功能检测可做出诊断。

子任务三　产后出血的处理

处理原则：针对出血原因，迅速止血；补充血容量，纠正失血性休克；防止感染。

（一）一般处理

求助有经验的助产士、上级产科医师、重症医学科医师、麻醉医师等；交叉配血，通知血库和检验科做好准备；建立双静脉通道，积极补充血容量，保持气道通畅，必要时给氧；监测出血量和生命体征，留置尿管，记录尿量；进行基础的实验室检查（血常规、凝血功能、肝肾功能等）并行动态监测。

（二）对因止血

1. 子宫收缩乏力　加强宫缩能迅速止血。导尿排空膀胱后可采用以下方法。

（1）按摩子宫　当已经发生产后出血时，持续性地按摩子宫可作为暂时性的治疗措施，但在已使用促宫缩药物的前提下，不建议通过子宫按摩来预防产后出血。

1）腹部按摩子宫　操作者手置于宫底部，拇指在前，其余4指在后，在下腹部均匀有节律地按摩宫底。

2）腹部-阴道子宫按压　操作者一手戴无菌手套握拳置于阴道前穹窿，顶住子宫前壁，另有一手在腹部按压子宫后壁，使宫体前屈，两手相对紧压，并均匀有节律地按摩子宫（图6-1-1）。

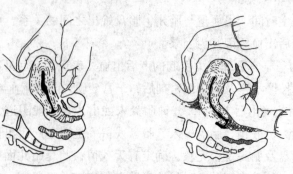

图6-1-1　腹部子宫按摩法与腹部-阴道子宫按摩法

剖宫产时直接用腹部子宫按压法进行按压。评价按摩子宫有效的标准为子宫轮廓清楚、阴道或子宫切口出血减少。按压时间以子宫恢复正常收缩并能保持收缩状态为止。

（2）药物治疗 目前，缩宫素仍是治疗产后出血的一线药物，二线药物可考虑麦角新碱、卡贝缩宫素或前列腺素类药物。缩宫素20U加入0.9%氯化钠溶液500ml中静脉滴注，也可肌内注射或宫体注射缩宫素10U，立即起效，半衰期1~6分钟。因缩宫素有受体饱和现象，无限制加大用量反而效果不佳，并可出现副作用，故24小时总量应控制在60U内。此外，指南推荐产后出血患者在产后3小时内尽早静脉滴注1g氨甲环酸（滴注时间不少于10分钟），如果30分钟后仍有出血，或在完成第1次注射24小时后再次出血，则可重复使用1g氨甲环酸。

（3）宫腔填塞 宫腔填塞不仅可刺激促进子宫收缩的受体分泌，还可对出血的血管窦施加压力，从而达到止血的效果。包括宫腔纱条填塞和宫腔球囊填塞。

1）宫腔纱条填塞 助手在腹部固定宫底，术者用卵圆钳将特制的长2m、宽7~8cm的4~6层无菌脱脂纱布条，自宫腔底部左右来回折叠有序填塞宫腔，压迫止血，将最尾端沿宫颈放入阴道内少许。24~48小时自阴道取出纱条，取出前应先静脉滴注宫缩剂，并给予抗生素预防感染。宫腔填塞纱条后应密切观察生命体征及宫底高度和大小，防止因填塞不紧，宫腔内继续出血，而无阴道流血的假象，同时应注意有无感染征象，如明显的宫体压痛、发热、血象升高等（图6-1-2）。

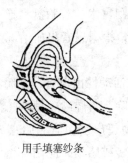

用手填塞纱条　　　　　　用卵圆钳填塞纱条

图6-1-2 宫腔纱条填塞

2）宫腔球囊填塞 宫腔球囊填塞可用于阴道分娩或剖宫产手术中。经阴道放置时，将导管的球囊部分插入子宫，确保整个球囊通过了宫颈内口。剖宫产术中放置时，经剖宫产切口将填塞球囊放入宫腔，末端放入宫颈，通过阴道牵拉末端使球囊底部压迫宫颈内口，常规关闭子宫切口，注意不要刺破球囊。一般注入0.9%氯化钠溶液250~300ml（图6-1-3）。

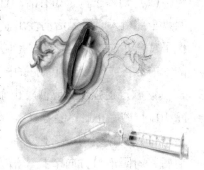

图6-1-3 宫腔球囊填塞

（4）子宫压迫缝合术（uterine compression sutures）剖宫产术中子宫收缩乏力、胎盘因素或凝血功能障碍引起的产后出血，经按压子宫和宫缩剂治疗无效，应考虑使用子宫压迫缝合术，临床常用B-Lynch缝合术、Hayman缝合和Pereira缝合（图6-1-4）。

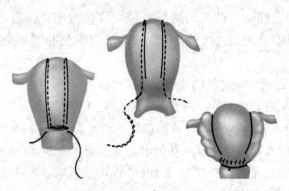

图 6 - 1 - 4 子宫压迫缝合术

（5）结扎盆腔血管 以上治疗无效时，可行子宫动脉结扎，子宫动脉结扎是一项相对简单并能快速止血的措施。必要时行髂内动脉结扎及卵巢动脉结扎术。

（6）髂内动脉或子宫动脉栓塞 行股动脉穿刺，插入导管至髂内动脉或子宫动脉，注入吸收性明胶海绵颗粒栓塞动脉。栓塞剂可于 2～3 周后吸收，血管复通。适用于产妇生命体征平稳者。

（7）切除子宫 经积极抢救无效、危及产妇生命时，应果断行子宫次全切除或子宫全切除术，以挽救产妇生命。

2. 胎盘因素 胎儿娩出后，疑有胎盘滞留时，应立即做宫腔检查。若胎盘已剥离，则应立即取出胎盘；若胎盘和胎膜残留可行钳刮术或刮宫术；若胎盘粘连，可试行徒手剥离胎盘后取出，若剥离困难疑有胎盘植入，停止剥离，根据患者出血情况及胎盘剥离面积行保守治疗或子宫切除术。

（1）保守治疗 适用于：①一般情况良好，无活动性出血者；②胎盘植入面积小、子宫壁厚、子宫收缩好、出血量少者。可采用局部切除、宫腔纱条填塞、髂内动脉或子宫动脉栓塞术等治疗。保守治疗过程中应用彩色多普勒超声密切监测胎盘大小及周围血液变化、观察阴道出血情况以及是否有感染，如出血增多或感染，应用抗生素同时行清宫或子宫切除术。

（2）切除子宫 如有活动性出血、病情加重或恶化、穿透性胎盘植入时应切除子宫。胎盘全部植入时可无活动性出血或出血较少，此时忌强行剥离胎盘而造成大量出血。如瘢痕子宫合并前置胎盘，尤其是胎盘附着于子宫瘢痕处（凶险性前置胎盘）时，应做好充分的术前准备或转诊至有条件的医院进一步治疗。

3. 软产道损伤 应彻底止血，按解剖层次逐层缝合裂伤。软产道血肿应切开血肿，清除积血，彻底止血、缝合。

（1）宫颈裂伤 疑有宫颈裂伤时，应消毒后暴露宫颈，用两把卵圆钳并排钳夹宫颈前唇并向阴道口方向牵拉，沿宫颈一周逐渐移动卵圆钳，检查宫颈情况。宫颈裂伤 <1cm 且无活动性出血，不需缝合；若裂伤 >1cm 且有活动性出血应缝合。缝合第一针应超过裂口顶端 0.5cm，常间断缝合，最后一针应距宫颈外侧端 0.5cm 处止，减少日后发生宫颈口狭窄的可能。若裂伤累及子宫下段经阴道难以修补时，可开腹行裂伤修补术。

（2）阴道裂伤 缝合时应注意缝至裂伤顶部，避免遗留无效腔，也要避免缝线穿透直肠，缝合要达到组织对合好及止血的效果。

（3）会阴裂伤 按解剖层次缝合肌层及黏膜下层，最后缝合阴道黏膜及会阴皮肤。

4. 凝血功能障碍 首先排除其他原因引起的出血，并尽快输新鲜血、血浆、血小板、冷沉淀、纤维蛋白原或凝血酶原复合物、凝血因子等。若并发 DIC，应按 DIC 处理。

（三）失血性休克处理

根据出血量判断休克程度；在积极止血同时行抗休克治疗，包括建立多条静脉通道，必要时可深静脉置管，快速补充血容量；监测生命体征，吸氧，纠正酸中毒，必要时使用升压药物，使用抗生素预防感染。

最新指南提出，在处理严重产后出血的过程中应该考虑使用损伤控制性复苏（damage control resuscitation，DCR）策略。DCR 是针对伴有活动性出血的严重创伤患者的一种复苏策略，主要内容包括允许性低血压、止血复苏和创伤控制手术，其目的在于防止创伤性休克及凝血障碍的进一步恶化，明确止血，并尽量减少继发性损伤。DCR 主要目标在于早期的创伤性凝血障碍治疗，即止血复苏，包括尽可能早地使用血液及血液制品，作为主要复苏液体，治疗已有的创伤性凝血障碍，减少晶体液的使用，防止继发的稀释性凝血障碍发生。

允许性低血压也称为低压复苏，包括在失血性休克早期进行限制性晶体复苏，以保持低于正常收缩压或平均血压，维持器官灌注，直到出血控制。低血压复苏的目标血压为收缩压 $80 \sim 90$mmHg 或平均压 $50 \sim 60$mmHg。

（四）处理流程

产后出现的处理见图 6 – 1 – 5。

子任务四 产后出血的预防

（一）产前预防

做好围产期保健，定期产前检查，积极治疗慢性全身性疾病。

（二）产时预防

消除紧张情绪，密切观察产程进展，防止产程延长。正确处理第二、第三产程，合理使用缩宫素。

（三）产后预防

积极处理第三产程，胎肩娩出后即注射缩宫素，胎盘娩出后有效按摩子宫。因产后出血多发生在产后 2 小时内，故胎盘娩出后，应分别在第 15 分钟、30 分钟、60 分钟、90分钟、120 分钟监测生命体征、阴道出血量、子宫高度、膀胱充盈情况，及早发现出血和休克征象。鼓励产妇排空膀胱，与新生儿早接触、早吸吮，以促进子宫收缩，减少出血量。

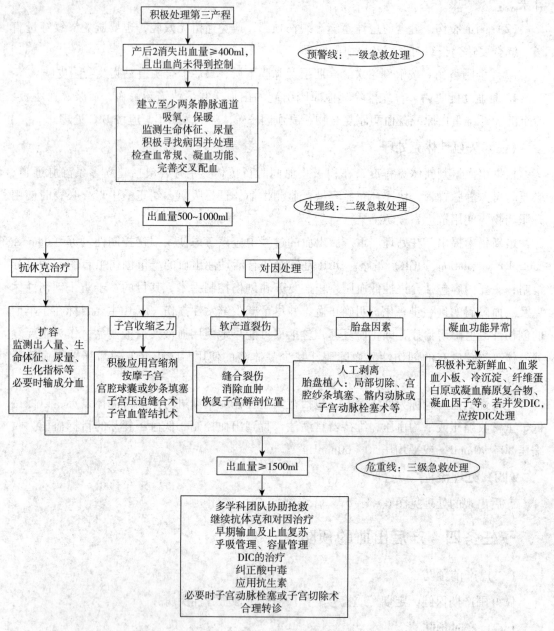

图 6-1-5 产后出血处理流程

》》 想一想

    李某，女，37岁，妊娠40周，G_5P_1，阴道分娩一活男婴，体重3900g，产后2小时累计阴道流血约900ml。产妇神志清楚，面色苍白，四肢湿冷，呼吸平稳，血压101/56mmHg，脉搏120次/分，宫底脐上3横指，质软，按摩子宫，又流出暗红色血液及血块混合物约800ml，立即建立两条及以上静脉通道，快速补充血容量，同时使用宫缩剂，促进子宫收缩，持续按摩子宫，并监测病情变化。

工作任务：

1. 请问该患者临床诊断是什么？

2. 下一步处理措施是什么？

3. 在产后出血的抢救过程中，如何正确有效配合医生进行抢救？

练习题

单项选择题

1. 某产妇胎盘娩出后持续阴道流血多时，色暗红，有凝血块，按压子宫质软、轮廓不清，可能出血的原因是

    A. 软产道损伤   B. DIC   C. 子宫胎盘卒中

    D. 子宫收缩乏力   E. 产妇精神因素

2. 估计产后失血量的最常用的方法是

    A. 容积法   B. 面积法   C. 称重法

    D. 休克指数法   E. 测定血红蛋白

3. 协助医生抢救产后出血时，有效止血的护理措施不包括

    A. 腹壁按摩子宫   B. 注射缩宫素   C. 遵医嘱予以抗生素

    D. 产道损伤时协助缝合止血 E. 徒手剥离胎盘时扶持子宫底

4. 产后如会阴切口处疼痛剧烈或有肛门坠胀感应怀疑

    A. 会阴部伤口血肿   B. 会阴部伤口水肿   C. 产后出血

    D. 胎盘残留   E. 体位不安

5. 产妇晚期产后出血常见的原因有

    A. 子宫复旧不良

    B. 剖宫产后子宫切口裂开

    C. 产后滋养细胞肿瘤、子宫粘膜下肌瘤出血等

    D. 以上都是

    E. 以上都不是

（陈 娅 毛佳伊）

任务二 肩难产

子任务一 认识肩难产

肩难产是指胎头娩出后，胎儿前肩嵌顿于耻骨联合后上方，用常规手法不能娩出胎儿双肩，其发生率为 0.2% ~ 3.0%。

肩难产是公认的产科难题，若不能及时处理将会给母儿带来严重危害，可造成产妇会阴Ⅲ～Ⅳ度裂伤、子宫破裂、产后出血、新生儿锁骨骨折、臂丛神经损伤、窒息，甚至死亡等不良结局。

肩难产的高危因素如下。

1. 巨大儿 是发生肩难产的主要因素。肩难产发生率随胎儿体重而明显增加，新生儿体重在4000～4250g时肩难产的发生率为5.2%，4250～4500g时肩难产的发生率为9.1%，4500～4750g时肩难产的发生率为21.1%。此外，超过50%的肩难产发生于正常体重的新生儿。

2. 妊娠期糖尿病 因高血糖与高胰岛素的共同作用，胎儿常过度生长，由于肩部结构对胰岛素更敏感，胎肩异常发育使胎肩成为胎儿全身最宽的部分，加之胎儿过重、胎体体型改变使糖尿病孕妇有肩难产的双重危险性。

3. 肩难产史 有肩难产病史的孕妇再次发生肩难产的概率为11.9%～16.7%。这可能与再次分娩胎儿体重超过前次妊娠、母亲肥胖或合并糖尿病等因素有关。

4. 产程异常 第一产程活跃期延长、第二产程延长或停滞、阴道助产、缩宫素使用等。

5. 肥胖 肥胖孕妇体内脂肪堆积过多，盆腔可利用空间变小，盆底组织过厚易致软产道过紧，且腹肌等辅助产力多显无力，胎儿娩出阻力增大，胎肩娩出困难。

6. 其他 过期妊娠、孕妇骨产道异常等。

子任务二 肩难产的诊断

"乌龟征"是肩难产的典型特点。胎头经阴道娩出后，不能顺利完成复位、外旋转，出现胎颈回缩、胎儿下颏紧贴产妇会阴，即称"乌龟征"。分娩时如产程延长或停滞、胎先露下降缓慢，特别是第二产程延长、胎头原地拨露等，提示可能发生肩难产。

胎头娩出后，胎颈回缩，胎儿颏部紧压会阴，胎肩娩出受阻，使用常规的助产方法仍无法娩出胎肩，即可诊断肩难产。

子任务三 肩难产的处理

一旦发生肩难产，应立即呼叫有经验的产科医生、助产士，并进行会阴切开，同时通知新生儿科医生、麻醉科医生，成立急救团队。嘱孕妇暂停用力，避免过度向下牵拉胎头或者反向旋转胎头，导致臂丛神经损伤；避免在腹部或宫底加压，导致胎肩嵌顿加重，甚至子宫破裂。可按照美国妇产科学会肩难产处理口诀"HELPERR"处理肩难产。

Help：请求帮助，立即通知产科高年资医师、助产士、麻醉科及儿科医师快速到位，导尿排空膀胱。

Episiotomy：会阴侧切以利手术操作及减少软组织阻力。

LegMcRobert：手法协助孕妇大腿向腹壁屈曲。

Pressure：耻骨联合上方加压配合接生者牵引胎头。

Eenter：旋肩法。

Remove：牵后臂法。

Roll：如以上方法失败，采用 Gasbin 法，孕妇翻身，取双手掌、双膝着床呈跪式。

以上每项操作时间应为 30~60 秒。口诀有先后顺序，但操作不一定按照口诀的先后顺序完成，可以同时应用多项操作，正确合理地使用每项操作比按部就班地完成口诀要重要。具体操作方法如下。

（一）屈大腿法

屈大腿法（McRoberts 法）简单有效，是处理肩难产的首选方法。孕妇平躺，双手抱膝，双腿屈曲贴近腹部，此动作可减小骨盆倾斜度，使腰骶部前凹变直，骶骨相对后移，骶尾关节增宽，致嵌顿的前肩自然松解，配合适当用力向下牵引胎头而娩出，约 40% 的肩难产可通过此动作得以解决（图 6-2-1）。

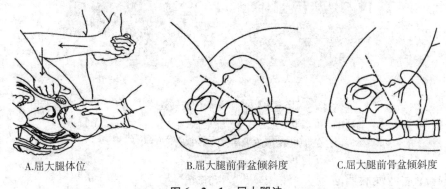

A.屈大腿体位　　　　　B.屈大腿前骨盆倾斜度　　　　　C.屈大腿前骨盆倾斜度

图 6-2-1　屈大腿法

（二）压前肩法

助手在耻骨联合上方触诊胎儿前肩，以类似成人心肺复苏的手法在耻骨联合上方按压胎儿前肩，使胎儿前肩内收，双肩径缩小，调整胎儿前肩至骨盆入口斜径上，接生者牵拉胎头，适当旋转，解除嵌顿。注意加压与牵引相配合，暴力牵拉或加压方向不正确均可导致严重的胎儿骨折及神经损伤（图 6-2-2）。

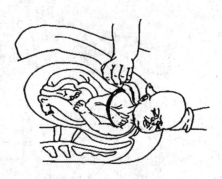

图 6-2-2　压前肩法

（三）旋肩法

使双肩径转到骨盆斜径上以利双肩入盆，旋肩法一定要旋转胎肩，而不是胎颈及胎头，否则易引起神经损伤。主要有 Woods 旋肩法和 Rubin 法。Rubin 法（图 6-2-3）：操作者以示指、中指进入阴道内，置于胎儿前肩后部，将胎儿前肩向胎儿前胸方向旋转，使胎肩内收并旋转至骨盆的斜径上，使嵌顿的前肩松解。Woods 旋转法（图 6-2-4）：操作者以示指、中指进入阴道内，置于胎儿后肩前部，向侧上旋转双肩 180°，助手同时协助胎头向同方向旋转，后肩旋转至前肩位置时娩出。旋转过程中，注意勿转动胎儿颈部和头部，以免损伤臂丛神经，不宜牵拉胎头，以减少胎儿受伤。

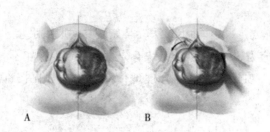

图 6 - 2 - 3　Rubin 法

箭头指示胎肩旋转方向

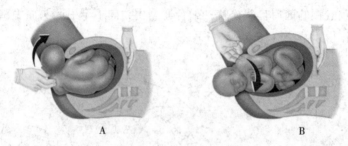

图 6 - 2 - 4　Woods 旋转法

A. 压后肩前面的锁骨，旋转后肩，箭头提示旋转方向；B. 前肩从耻骨
下解除嵌顿，在母体腹部旋转胎体，以配合胎肩的旋转。

（四）牵后臂娩后肩法

多数肩难产前肩嵌顿时后肩已入骶窝，位置低，可用勾腋窝牵引法直接向下牵引，先娩后肩，随之前肩嵌顿解除（图 6 - 2 - 5）。

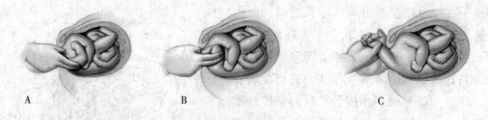

图 6 - 2 - 5　牵后臂娩后肩法

A. 操作者手进入阴道；B. 一只手托住胎头，另一只手滑向后方，屈胎儿肘窝，抓住胎儿后臂；

C. 娩后臂，使胎儿旋转，松解嵌顿前肩。

（五）手 - 膝位法

手 - 膝位法（Gasbin 法）又称四肢着床法，是处理肩难产安全、快速、有效的操作方法。孕妇由仰卧位迅速转为双手掌双膝着床，呈趴在床上的姿势。通过向下的重力和增大的骨盆真结合径和后矢状径，可使部分胎肩从耻骨联合下滑出，解除胎肩嵌顿状态，先娩出后肩。如胎肩仍然无法娩出，在此体位上，可尝试其他阴道内操作，包括旋肩法、牵后臂法等（图 6 - 2 - 6）。

如果助产人员技术不够娴熟、人手不足，或无镇痛麻醉的情况下，可在屈大腿法和压前肩法失败后，优先考虑"手－膝位法"，再进行阴道内操作。

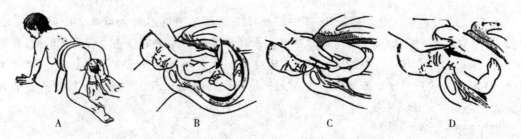

图 6－2－6　手－膝位法（Gasbin 法）

A."手－膝体位"姿势；B、C、D. 手－膝体位法＋牵后臂法

（六）肩难产操作中严禁使用的方法

1. 使用腹压　肩难产操作过程中加腹压会进一步压迫胎肩，增加嵌顿，增加宫腔内压力，增加永久性神经损伤和骨损伤的风险。

2. 剪断脐带　任何形式的脐带绕颈，胎头娩出后，在胎体娩出前都不应该切断或钳夹脐带。因为即使面对伴有脐带绕颈的肩难产，仍有一些脐带血液循环会继续，而一旦剪断脐带，因仅有胎头娩出，无法建立正常有效的呼吸，加重胎儿缺氧和低血压。

（七）处理流程

肩难产的处理见图 6－2－7。

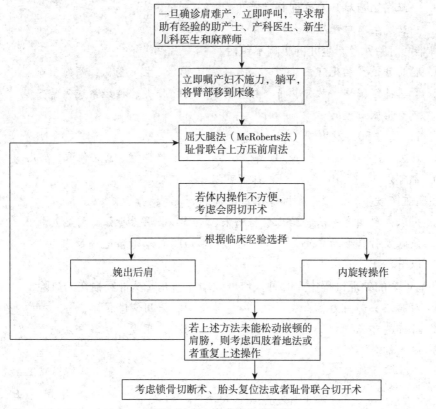

图 6－2－7　肩难产处理流程

想一想

王某，女，39岁。因"停经38周⁺³，规律下腹痛伴阴道不自主排液2小时"入院。孕妇10年前顺产一巨大儿。孕期规律产检，未提示异常。入院时检查：宫高39cm，腹围105cm，胎位LOA，胎心139次/分，NST反应型。骨盆外测量正常，阴道检查宫口开大3cm。送入产房试产。宫口开全后助产士上台接产，胎头娩出后，等待1分钟胎头不能复位，出现乌龟征，胎肩未娩出。

工作任务：

1. 该患者临床诊断是什么？
2. 该患者下一步处理措施是什么？

练习题

单项选择题

1. 下列关于肩难产的描述，正确的是
   A. 肩难产必然发生于肩先露
   B. 头先露胎儿过大不会造成肩难产
   C. 估计胎儿过大、肩娩出困难者应及时剖宫产
   D. 一旦发生肩难产应立即剖宫产
   E. 一旦发生肩难产应立即产钳助产

2. 肩难产对胎儿及新生儿的影响不包括
   A. 胎儿窘迫、胎死宫内
   B. 新生儿窒息、颅内出血
   C. 臂丛神经损伤、肱骨骨折、锁骨骨折
   D. 肺炎、神经系统异常
   E. 新生儿低血糖

3. 肩难产超过50%发生于
   A. 巨大儿
   B. 早产儿
   C. 正常体重新生儿
   D. 都可以
   E. 都不可以

4. 在肩难产发生时，以下哪种操作是正确的
   A. 采取麦科伯森手法将胎儿旋转出来
   B. 采用力量强行将胎儿拉出
   C. 采取吸引器帮助分娩
   D. 要求母亲进一步用力
   E. 以上都是

5. 在肩难产的处理过程中，哪种操作可能增加胎儿臂丛神经损伤的风险
   A. 对胎儿头部用力拉扯
   B. 采用侧卧位
   C. 进行剖宫产
   D. 采用麦科伯森手法
   E. 以上都会

（陈　娅　毛佳伊）

任务三　子宫内翻

子任务一　认识子宫内翻

子宫内翻指子宫底部向宫腔内陷入，甚至自宫颈口翻出达到阴道口外。常发生在第三产程，是分娩期少见但致命的严重并发症，如不及时处理，可导致产妇因休克、出血而死亡。

（一）分型

1. 按严重程度

（1）不完全子宫内翻　子宫底部翻入宫腔内，未达宫颈口。

（2）完全子宫内翻　子宫底翻出宫颈外，位于阴道中，甚至翻出阴道口外。

2. 按发病时间

（1）急性子宫内翻　发生于产后24小时内，主要发生于第三产程。

（2）亚急性子宫内翻　发生于产后24小时到产后4周内。

（3）慢性子宫内翻　发生于产后4周以上或非分娩妇女。

本节内容仅讨论急性子宫内翻。

（二）病因

子宫下段肌层较薄且松弛是发生子宫内翻的前提条件。常见病因如下。

1. 第三产程处理不当　如第三产程子宫未收缩，胎盘未剥离，助产者急速按压宫底和过快地牵拉脐带以娩出胎盘。

2. 增加腹压及牵拉脐带的共同作用　如急产或站立分娩，胎儿坠地。

3. 脐带过短或缠绕　胎儿娩出过程中过度牵拉脐带易造成子宫内翻。

4. 暴力按压宫底　子宫收缩乏力时，暴力按压宫底使胎盘娩出，可能导致子宫内翻。

5. 其他　先天性子宫发育不良是不明原因自发性子宫内翻的主要原因。此外，多胎妊娠、羊水过多、巨大儿等也是常见的危险因素。

子任务二　诊断子宫内翻

（一）病史

重视病史及产程中处理，既往有子宫内翻病史，合并子宫发育不良、羊水过多、急产、站立分娩、脐带过短、用力按压宫底或牵拉脐带以协助娩出胎盘等。

（二）临床表现

大量阴道流血，严重的疼痛、出血、休克。

1. 阴道流血　阴道出血量多，多为800～1800ml。

2. 腹痛　突发剧烈下腹痛，是由腹膜神经牵拉及卵巢牵拉引起。

3. 休克　休克程度较严重，但往往和出血量不成比例。

4. 排尿困难 产妇常出现排尿困难。

5. 腹部触诊 触不到宫底，有时在耻骨联合后方能触及凹陷的宫底。

6. 阴道检查 常触及一球形包块，呈暗红色、紫黑色、灰色，有时可见输卵管开口或有胎盘附着于其上。宫颈则包围在肿块上。若为不完全子宫内翻，常常不易扪及宫底，常易误诊（图6-3-1）。

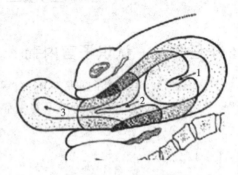

图6-3-1 子宫内翻

不完全子宫内翻者，往往其阴道出血不多、临床表现不典型，需结合症状、体征及适当的辅助检查明确诊断。当临床表现及查体可疑子宫内翻但不明确时，超声检查有助于确诊。

子任务三 子宫内翻的处理

医务人员快速反应并明确诊断子宫内翻，能降低产妇严重并发症风险。治疗措施包括保留子宫和切除子宫。

（一）寻求帮助

包括适当的医疗支持，做好充分医患沟通。

（二）纠正休克

建立至少2条静脉通路，给予输液、输血等抗休克治疗。

（三）快速复位子宫

用湿生理盐水纱布覆盖翻出的子宫内膜，待生命体征平稳，镇痛后快速复位子宫。具体方法包括经阴道徒手复位、经阴道水压复位、手术复位法、子宫切除术。需在良好的麻醉下进行，操作过程中注意无菌操作原则，避免感染。

1. 经阴道徒手复位 取膀胱截石位，导尿。要求无菌操作，徒手复位动作准确、轻柔。如宫颈口过紧，可采用硫酸镁、地西泮、阿托品、硝酸甘油以松弛，将内翻的子宫握在掌心，用手指轻揉扩张宫颈紧缩部分，手掌将宫底沿骨盆轴方向缓慢上推，最后翻出的部分最先推进，另一手在腹部扶住凹陷的宫底，协助复位。握拳在宫内等待宫缩，复位成功后，抵住宫底，宫内停留数分钟。为防止复发，可采用宫腔填塞纱条或水囊10~24小时。胎盘未剥离者，需在复

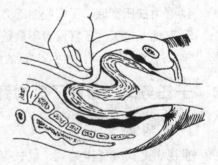

图6-3-2 徒手复位

位后再行徒手剥离，以减少出血，但如妨碍操作，可先剥离再复位（图6-3-2）。

在手法复位前禁用宫缩剂，因宫缩剂可造成宫颈收缩，将内翻的部分嵌顿，从而增加手法复位的难度，甚至复位失败；还可造成嵌顿子宫部分血运障碍，高度淤血、水肿，子宫收缩不佳。

2. 经阴道水囊复位 最适用于不完全性子宫内翻。

3. 手术复位法　应用于经阴道还纳失败者，包括经腹组织钳牵拉子宫复位术、经腹子宫后壁子宫切开复位术、经腹子宫前壁切开复位术。

4. 子宫切除术　指征：①子宫内翻时间过长，有明显感染或坏死，即使复位，仍可能发生炎症、粘连者；②各种方法复位均告失败者；③虽复位成功，但产妇大出血不止，不切除子宫无法止血者；④胎盘严重粘连或植入，剥离困难者。

急性完全性子宫内翻，发病后产妇立即陷于严重休克状态，若未及时发现并抢救，多在发病 3~4 小时内死亡。休克、出血和感染是最常见的死亡原因。但如能及时发现，在纠正休克的同时经阴道行徒手法还纳复位子宫成功，预后良好。

（四）处理流程

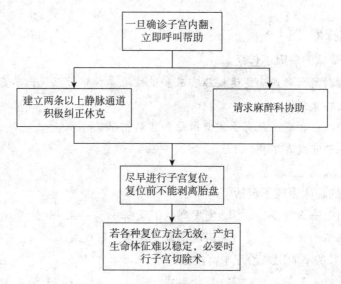

图 6-3-3　子宫内翻处理流程

子任务四　子宫内翻的预防

（一）加强医务人员培训

正确处理第二产程、第三产程是预防子宫内翻的重要措施。

（二）避免用力按压子宫底或牵拉脐带

在胎盘未剥离前不要用力按压子宫底或牵拉脐带，人工剥离胎盘时，避免牵拉子宫壁。

（三）正确合理使用宫缩剂

对子宫过度膨大（如羊水过多、双胎、巨大儿等）的产妇，产后应注射宫缩剂，既预防产后出血，又可预防子宫翻出。

》 **想一想**

初产妇，25 岁，因"停经 39 周$^{+6}$，规则下腹痛伴阴道不自主流液 2 小时"于 19：00 入院，入院后于当日 22：46 自然分娩一女婴，体重 3000g，胎盘自行剥离，胎盘完整。23：00

产妇诉下腹部剧烈疼痛，阴道检查：阴道、宫颈无裂伤，子宫底部突向宫腔，阴道流血多，约1000ml，产妇生命体征正常。

工作任务：

1. 该患者初步诊断是什么？

2. 该患者进一步检查是什么？

3. 如何鉴别子宫内翻与子宫脱垂？

练习题

一、单项选择题

1. 子宫内翻常见的病因不包括

   A. 胎盘未剥离，助产者急速按压宫底和过快地牵拉脐带以娩出胎盘

   B. 急产或站立分娩

   C. 胎盘种植在宫底，且有子宫壁松弛和宫颈扩张

   D. 先天性子宫发育不良

   E. 脐带过长

2. 子宫内翻的临床表现不包括

   A. 产后阴道出血量多　　　B. 突发剧烈下腹痛　　　C. 休克程度严重

   D. 腹部触不到宫底　　　E. 阴道流血量与休克程度成正比

3. 以下哪种方法不能用来治疗子宫内翻

   A. 手术　　　　　　　B. 药物治疗　　　　　　C. 手动复位

   D. 心理疗法

4. 子宫内翻是指

   A. 子宫内膜增厚

   B. 子宫内膜炎症

   C. 子宫完全或部分翻转进入阴道或阴道口外

   D. 子宫内膜异位

二、多项选择题

5. 子宫内翻的干预

   A. 立即停用缩宫药物

   B. 立即呼叫支援

   C. 积极扩容，积极备血、化验

   D. 在子宫复位前不能强行剥离胎盘

   E. 手法复位

（陈　娅　毛佳伊）

任务四 羊水栓塞

子任务一 认识羊水栓塞

羊水栓塞（amniotic fluid embolism，AFE）是由于羊水进入母体血液循环，而引起的肺动脉高压、低氧血症、循环衰竭、弥散性血管内凝血（DIC）以及多器官功能衰竭等一系列病理生理变化的过程。临床上罕见，但起病急骤、来势凶险、病死率高，是极其严重的分娩并发症，多数羊水栓塞患者主要死于呼吸循环衰竭，其次死于难以抑制的凝血功能障碍。

（一）病因

发生羊水栓塞的具体原因不明，可能的主要相关因素有羊膜腔内压力过高、血窦开放和胎膜破裂。多胎妊娠、羊水过多、高龄初产、经产妇、子宫收缩过强、急产、胎膜早破、子宫破裂、宫颈裂伤、前置胎盘、剖宫产及刮宫术等均可能是发生羊水栓塞的诱发因素。

（二）病理生理

羊水成分进入母体循环是羊水栓塞发生的先决条件，可能发生的病理生理变化如下。

1. 过敏样反应 羊水中有形成分作为致敏原作用于母体，引起Ⅰ型变态反应，导致过敏性休克。

2. 肺动脉高压 分娩母胎屏障被破坏，羊水中的有形成分形成小栓子，机械性地栓塞肺血管；羊水物质刺激肺组织产生和释放血管活性物质，导致肺血管痉挛，引起肺动脉高压。羊水中有形物质还可激活凝血过程，使肺毛细血管内形成广泛的血栓，进一步阻塞肺小血管，反射性地引起迷走神经兴奋，引起小支气管痉挛和支气管分泌物增多，使肺通气、换气量减少。

肺动脉高压直接致使人体右心负荷加重，导致急性右心扩张和充血性右心衰竭；继而引起左心房回心血量减少，左心输出量减少，继发左心衰、低血压、休克，严重者可因重要脏器缺血而突发死亡。

3. 炎症损伤 羊水栓塞所致的炎性介质系统突然激活，引起机体发生类似于全身炎症反应综合征。

4. 弥散性血管内凝血（DIC） 羊水中含有大量促凝物质，进入母体血液循环后，易在血管内产生大量的微血栓，消耗大量的凝血因子及纤维蛋白原；同时炎症介质和内源性儿茶酚胺大量释放，触发凝血级联反应；同时羊水中也含有纤溶激活酶，当纤维蛋白原下降时，可激活机体纤溶系统，由于大量凝血物质的消耗和纤溶系统的激活，产妇血液由高凝状态迅速转变为纤溶亢进，血液不凝，极易发生严重产后出血及失血性休克。

子任务二 诊断羊水栓塞

羊水栓塞通常起病急骤、来势凶险，临床表现具有多样性和复杂性。多发生于阴道分娩或剖官产过程中，也有极少数病例发生于羊膜腔穿刺术中、外伤时或孕中期引产等。

（一）典型羊水栓塞

特征性表现是骤然出现的低氧血症、低血压（血压与失血量不符合）和凝血功能障碍，也称羊水栓塞三联征。

1. 前驱症状　前驱症状能有助于医护人员早期、及时识别羊水栓塞，应引起充分重视。

部分患者会出现非特异性前驱症状，如呼吸急促、憋气、呛咳、寒战、胸痛、头晕、心慌、恶心、呕吐、胸痛、烦躁、焦虑和濒死感，胎心减速，胎心基线变异消失等。

2. 心肺功能衰竭和休克　孕产妇突发呼吸困难和（或）发绀、氧饱和度下降、心动过速、心电图 ST 段改变、右心受损、低血压、抽搐、昏迷、意识丧失和肺部湿啰音等。严重者产妇数分钟内猝死。

3. 凝血功能障碍　孕产妇度过心肺功能衰竭和休克后，进入凝血功能障碍阶段，出现以子宫出血为主的全身出血倾向，如切口渗血、针眼渗血、血尿、消化道大出血及全身皮肤黏膜出血等表现。

4. 急性肾衰竭等脏器受损　本病全身脏器均可受损害，除心肺功能衰竭及凝血功能障碍外，肾脏和中枢神经系统是最常见受损害的器官。循环功能衰竭引起的肾缺血及 DIC 前期形成的血栓堵塞肾内小血管，引起缺血、缺氧，导致肾脏器质性损害，因此部分存活的孕产妇会出现少尿（或无尿）和尿毒症表现。

（二）不典型羊水栓塞

有些羊水栓塞患者病情进展缓慢，症状表现不典型，缺乏急性呼吸循环系统症状或症状较轻，仅出现部分前驱症状。当其他原因不能解释时，应考虑羊水栓塞。如有些仅表现为分娩或剖官产时的几次寒战，几小时后才出现大量阴道出血，无血凝块，伤口渗血、酱油色血尿等，并出现休克症状。

（三）辅助检查

1. 实验室检查　DIC 各项血液指标检查结果呈阳性（凝血功能异常）。

2. 胸部 X 线摄片　绝大多数患者可见双侧肺部弥漫性点状、片状浸润影沿肺周围分布，伴轻度肺不张及心脏扩大。

3. 心电图或心脏多普勒超声检查　ST 段下降，心房和心室解剖结构的改变。

4. 尸检　可见肺水肿、肺淤血，主要脏器经离心处理后，镜检找到羊水有形物质。

子任务三　羊水栓塞的处理

维持生命体征和保护器官功能是羊水栓塞的处理原则，主要采取支持性和对症性方法。一旦怀疑羊水栓塞，应边进行实验室检查，边组织抢救。主要原则是增加氧合、抗过敏、抗休克、防止 DIC 和肾功能衰竭。

一旦怀疑羊水栓塞，应该立即按照羊水栓塞急救流程实施抢救，配合医生多学科协同救治，提高抢救成功率。处理流程如下：

启动抢救	立即通知医生，成立抢救小组，迅速准备抢救物品药品至床旁
病情监测	建立两组以上静脉留置针通道或颈内静脉置管，保持通道通畅 全面监测生命体征、心电图、中心静脉压、心排出量、动脉血气和凝血功能等
改善低氧血症	保持气道通畅，立即面罩吸氧，必要时行气管插管或气管切开正压给氧
解痉	遵医嘱使用阿托品、罂粟碱、氨茶碱等药物，缓解肺动脉高压、改善肺血流灌注，预防呼吸、循环衰竭
抗过敏	遵医嘱应用大剂量糖皮质激素，通常首选氢化可的松 100～200mg 加于 5%～10% 葡萄糖溶液 50～100ml，快速静脉滴注，随后 300～800mg 加入 5% 葡萄糖溶液 250～500ml 静脉滴注。也可用地塞米松 20mg 加入 25% 葡萄糖溶液中静脉推注，随后 20mg 加入 5%～10% 葡萄糖溶液中静脉滴注
抗休克	遵医嘱使用低分子右旋糖酐扩容，多巴胺升压，毛花苷 C 纠正心衰，5% 碳酸氢钠纠正酸中毒等处理
纠正凝血功能障碍	积极处理产后出血；及时补充凝血因子包括输注新鲜全血或血浆、冷沉淀、纤维蛋白原等，必要时可静脉输注氨甲环酸
产科处理配合	发生于分娩前时，应配合医生完善术前准备，立即终止妊娠；心搏骤停者实施心肺复苏，复苏后仍无自主心跳配合医生实施紧急剖宫产；出现凝血功能障碍时，考虑配合医生快速实施子宫切除术。配合儿科医生及助产士做好新生儿抢救措施
提供心理支持	对于神志清醒的患者，应给予安慰和鼓励，使其配合治疗和护理。对于家属的恐惧情绪表示理解和安慰，向家属介绍患者病情的严重性，取得配合。待病情稳定后与其共同制订康复计划，针对患者具体情况提供针对性健康教育与出院指导

▶▶ 想一想

王某，女，35 岁，G_2P_1，孕 36 周，因重度子痫前期入院。入院后给予解痉、降压等治疗，血压波动在（170～155）/（120～110）mmHg，感头晕，无心慌、恶心。入院治疗 3 日后胎心率基线 110 次/分，无反应型。立即在硬膜外麻醉下行剖宫产术，破膜后见羊水 Ⅱ 度污染，量约 1200ml，娩出一男活婴。胎儿娩出后约 3 分钟，产妇出现呛咳、抽搐、颜面青紫，血压下降为 70/45mmHg，心率 45 次/分，子宫切口边缘广泛渗血，颜色暗红，血液不凝。考虑羊水栓塞。

工作任务：

1. 该产妇出现羊水栓塞的高危因素有哪些？
2. 该产妇的主要护理诊断是什么？
3. 应采取的应急护理措施有哪些？

练习题

一、单项选择题

1. 心肺复苏的实施流程 CABD 中 A 指

    A. 人工循环　　　　　　B. 人工呼吸　　　　　　C. 胸外按压

    D. 开放气道   E. 用肾上腺素

2. 休克的最主要特征是

    A. 心输出量降低   B. 动脉血压降低   C. 组织微循环灌流量锐减

    D. 外周阻力升高   E. 外周阻力降低

3. 羊水栓塞的典型临床阶段依次是

    A. 休克、DIC 引起的出血、急性肾衰竭

    B. 体克、DIC 引起的出血、多器官功能衰竭

    C. 感染、休克、多器官功能衰竭

    D. 感染、休克、急性肾衰竭

    E. 休克、感染、DIC 引起的出血

4. 羊水栓塞的病理生理特点不包括

    A. 下肢静脉血栓形成   B. 弥散性血管内凝血   C. 过敏性休克

    D. 肺动脉高压   E. 急性肾衰竭

二、多项选择题

5. 有关羊水栓塞的处理，正确的是

    A. 纠正呼吸循环衰竭   B. 抗过敏   C. 抗生素预防感染

    D. 复制凝血功能障碍

（时元菊　杨　娟）

任务五　产科其他常见急救病症

子任务一　产科休克急救

（一）产科休克

1. 定义及分类　休克即循环休克，指各种强烈致病因素作用于机体，引起全身组织低灌注和氧供－需失衡，导致急性循环功能障碍为首的重要器官功能代谢障碍的全身危重病理过程。

循环系统有三个关键因素：血液、血管和心脏，血液循环系统功能正常依赖于正常血液容量及成分比例、正常血管张力或血管腔容积和正常心脏结构及功能。任何一个因素的异常都可能引起各组织灌注与氧供异常，进而发展为休克。

根据休克的始动因素，休克分类及常见疾病原因如下。

（1）低血容量休克　产科大出血、严重呕吐、外伤创伤、腹泻等原因导致的休克，失血性休克是产科最常见的休克。

（2）血管源性休克　过敏、感染、强烈的神经刺激等因素引起的外周血管舒张和血管腔容积增加导致的休克，如过敏性休克、感染性休克等。

（3）心源性休克　急性心衰引起的心脏泵功能障碍引起的休克，如急性心肌梗死、急

性心包填塞等。

2. 休克的病理生理　休克发展过程分三期：休克代偿期、可逆性失代偿期、难治性休克期。

（1）休克代偿期　主要病理特点是皮肤与腹腔内脏器官的血流量减少，而分布到心、脑等重要器官的灌注血流比例增加，此种代偿能够使心、脑等人体核心器官维持相对正常的血流量和氧供。

（2）可逆性休克失代偿期　主要的病理特点是皮肤及腹腔内脏器官缺氧基础上出现心、脑等重要器官的缺血缺氧。微循环内的血液呈瘀滞状态，有效循环容量急剧减少，血压下降，心、脑等重要人体器官的氧供迅速减少。

（3）难治性休克期　主要病理生理特点是微循环瘀滞加重导致的全身缺氧。微循环的毛细血管前动脉以及毛细血管后静脉均舒张，微循环几乎处于无灌流状态，常导致弥散性血管内凝血，以及多系统器官功能衰竭。多器官功能衰竭指在休克时出现的、原无器官功能障碍的患者同时或相继出现两个以上器官系统的功能障碍。人体受累器官通常依次排序肺、肝、肾、胃肠道和心脏。

3. 休克的临床判断与监测指标　虽然临床上主要通过血压判断休克的发生发展，但是血压降低与休克没有必然关系。临床判断休克时，应选择与组织血供或氧供密切相关的关键指标。

（1）神志状态可反映机体缺氧状态，早期可表现为烦躁，随着缺氧程度的加重，患者逐渐淡漠甚至昏迷。

（2）反应循环系统功能状态的有血压、心率及休克指数。休克指数 = 脉率/收缩压，休克指数 >1 即怀疑休克，休克指数越大预示休克越严重。

（3）患者皮肤湿冷，胸骨部位的皮肤指压痕阳性（指压后再充盈时间 >2 秒钟），皮肤花纹、黏膜苍白或发绀。

（4）尿液生成速度可反应肾脏的灌注状态，休克时尿量 <0.5ml/（kg·h）。

（5）自主呼吸频率可能因为回心血量减少而加快，休克时可能超过 22 次/分。

掌握休克临床判断指标，护士能够及时评估和识别患者休克前期的早期症状，早期汇报、尽早干预、早期处理，改善预后。

（二）孕产妇休克的特殊性

产科最常见的休克是失血性休克，最难以纠正和抢救的是羊水栓塞引起的休克。产科失血性休克有几个特点。

1. 失血量与有效循环血容量不足往往不一致，产妇产后能够耐受 500～1000ml 的失血而不发生失血性休克。

2. 临床上医务人员估计的出血量往往低于产妇实际出血量。

3. 孕产妇循环功能既受妊娠与分娩期容量变化的影响，也受到其他生理与药物影响。

（三）处理流程

产科休克急救需要启动产科、重症医学科、麻醉科、输血科等多学科团队协作，积极开展生命支持治疗以纠正机体各器官的灌注、氧供及内环境异常，为及早有效的病因治疗提供条件。产科休克的主要急救处理如下。

急救启动及准备	早期评估和识别患者休克症状，如出现血压下降、心率增快、呼吸改变、神志改变、尿量减少等表现时，启动休克抢救的应急预案与流程
	抢救准备：立即通知医生及护理人员等，成立抢救团队，建立多条通畅的静脉通道、动脉穿刺置管、监护生命体征、控制呼吸、保温、高流量面罩给氧等
改善组织灌注与氧供：产科容量治疗和血管活性药物的使用	配合医生落实抢救措施概括为 VIP 原则。①V：Ventilate，遵医嘱使用阿片类药物镇静基础上控制通气增加氧供，必要时实施机械通气，做好机械通气和气道管理及护理。②I：Infusion，根据病情迅速建立两条以上静脉通道，保持静脉通道通畅，遵医嘱静脉输血、输液，维持正常的循环容量。③P：Pump，使用合适的血管活性药物，维持心脏冠脉灌注及相对正常的泵血功能。严重低血压或者仅以容量治疗不能迅速纠正的低血压，应通过使用血管活性药物维持合理的外周血管阻力和血管腔容积，维持全身各组织器官的血流量和合理分配氧供。常用血管活性药物有去甲肾上腺素、多巴酚丁胺、多巴胺、肾上腺素、血管加压素等
落实休克急救的阶梯目标	①维持正常的循环血容量、心输出量和外周阻力，使各系统器官的灌注正常 ②维持适当的血红蛋白浓度以维持机体氧供正常 ③维持正常的机体内环境 ④维持凝血成分的数量与功能正常 ⑤维持正常的子宫生理性缩复式收缩功能及止血功能
加强监护，完善文书记录	根据患者病情落实等级护理要求，按照护理文书标准书写护理文书，抢救记录抢救结束后 6 小时内补齐和完善

子任务二　产科心肺复苏急救

产科患者由于出血、麻醉并发症、栓塞、子宫收缩异常、心脏疾病、高血压、胎盘早剥、感染等原因可能发生猝死，及早判断导致呼吸心搏骤停的病因，并采取有效措施去除病因，对提高生命支持成功率至关重要。

心肺复苏（cardiopulmonary resuscitation，CPR）指当患者发生呼吸心搏骤停时，通过人工呼吸和胸外按压，尽快维持以脑为主的重要器官灌注及氧供的一种技术。产科心肺复苏急救与非产科的原则相似：尽早发现并诊断呼吸心搏骤停，及时启动生命支持技术，维持组织循环灌注与氧供。

（一）急救流程

产科心肺复苏包括基础生命支持与高级生命支持，基础生命支持通过徒手急救，高级生命支持借助器械和药物等进行急救。一旦孕产妇发生呼吸心搏骤停，需要严格按照心肺复苏的内容和流程组织急救，具体流程如下。

判断呼吸心搏骤停并呼救	1. 判断时间：目击者最好在 15 秒内做出判断并呼救 2. 综合评估：结合患者呼吸状态、意识及皮肤颜色等综合判断 3. 立即记录心搏骤停的发生时间 4. 呼救：产科、新生儿科、麻醉科、重症医学科、输血科等；准备除颤仪等急救药品、物品、设备等；建立静脉通道和高级气道、评估及准备紧急剖宫产方案

续表

启动基础 生命支持 CABD 程序	1. C：循环功能判断及维持。将孕产妇置于坚硬表面上或者硬板床上，行子宫左侧移位（LUD）解除子宫对腹腔血管的压迫后，立即以胸外按压维持循环及部分呼吸功能，按压过程尽可能持续，最大限度地减少中断，每次中断按压的时间少于 5 秒 按压部位：妊娠晚期孕妇，AHA 推荐按压部位比未妊娠患者提高 2~3cm，通常胎龄 20 周以上孕妇，按压部位在胸骨中点稍高处 按压频率至少 100 次/分；按压至胸骨下陷深度至少 5cm，按压后胸骨充分回弹，按压：放松 =1：1 2. A：气道评估、清理及开放。无气道管理经验的施救者在实施胸外按压同时应以简单操作维持气道通畅，有高级气道管理经验的应尽快建立人工气道 （1）清理呼吸道内异物及呕吐物等：保持气道通畅可暂时使患者头后仰，并推举下颌，使咽腔开放，避免舌根堵塞声门。如怀疑有颈椎损伤，则保持患者头部平卧，双手推举下颌至反颌位（下门齿向前超过上门齿） （2）对妊娠孕妇优先选择口咽通气道 （3）单人复苏时 2 次 500~700ml 潮气量的呼吸与 30 次按压交替进行，双人复苏则可按照按压：呼吸 =15：1 进行 3. B：呼吸功能。口对口人工呼吸要点 （1）患者仰头抬额，施救者捏闭其鼻孔、深吸气后用力向患者开放的口腔吹气 （2）看见患者胸廓稍膨起即停止吹气（500~700ml，避免过多吹气导致胃胀气和反流），然后放松鼻孔或嘴唇。每次吹气时间超过 1 秒，每 5 秒钟重复一次呼吸 4. D：电除颤。除颤所需能量与非妊娠妇女相似，尽早除颤可明显提高心肺复苏的成功率。除颤要点如下 （1）能量选择：双向波 120~200J，单向波 360J （2）除颤后应继续实施 2 分钟 5 个周期的 CPR，再检查心律，CPR 中断时间不超过 5 秒 （3）对孕妇心肺复苏时，胎儿监护不是必需的，不能因胎儿监护延误孕妇心肺复苏和胎儿分娩
高级生命支持	1. 建立气道及启动机械通气：气管插管或置入喉罩后控制通气是保证气道通畅和维持有效通气的最有效措施。单次气管插管应控制在 10 秒内，且在按压 2 分钟后进行，气管插管插入深度一般 19~23cm，且应妥善固定防止脱出 2. 开放静脉通道：产科患者因子宫压迫可能降低药物的有效性，因此首选膈肌以上的外周静脉（如肘前静脉或颈外静脉）以缩短复苏药物的显效时间，不宜选用下肢静脉和股静脉 3. 药物复苏：遵医嘱使用肾上腺素、血管加压素、碳酸氢钠、血管活性药物和阿托品等 4. 监测及心电分析：连续实时监测病情变化，建立气道以后监测呼气末 CO_2、SpO_2，必要时有创动脉压力连续监测实时血压变化；识别室颤/室速、无脉搏电活动及心室停搏的心电图变化

　　CABD 的及时性和有效性决定了初级生命支持的质量，也直接影响高级生命支持的效果。人工气道的建立以及提供给药途径的静脉通道的建立，标志着高级生命支持的启动。

（二）心肺复苏孕产妇的产科处理

　　紧急剖宫产时机应充分考虑胎儿胎龄、母亲因素及医疗机构综合救治能力，最大限度提高母亲和新生儿的存活率。评估医疗机构专业人员对孕产妇、胎儿和新生儿的监护和救治能力。

　　在心肺复苏过程中，是否实施紧急剖宫产通常应首先考虑是否有利于母亲存活，其次才是胎儿利益。紧急剖宫产时机：如果妊娠 <20 周，不考虑紧急剖宫产，因为此时子宫不会明显影响母亲心排出量；妊娠 >20 周的孕妇，心搏骤停后经 4 分钟心肺复苏未恢复自主循环，果断快速实施剖宫产；妊娠 24~25 周的孕妇心搏骤停后，应考虑是否需要紧急剖宫产。

（三）心肺复苏的终止时机

　　1. 若心肺复苏后可扪及颈动脉搏动、出现自主呼吸、瞳孔由大变小、面色转红润、意识逐渐恢复，表明复苏有效。但仍然需要转移到具有重症监护治疗条件的科室或医院并交接后，方可终止复苏。

2. 确定患者死亡经过 30 分钟以上的心肺复苏，仍然无心搏、脉搏等生命体征，而且具有脑死亡证据，应终止复苏。

子任务三　孕、产妇转院与运送

按照孕产妇系统保健分级管理办法和急危重症孕产妇会诊转诊制度，完善三级医疗保健网络，明确各级医疗保健机构的分工和职责，实施高危妊娠分级及追踪管理，实行三级医疗保健机构与定点行政区域的医院建立会诊、转诊、指导、培训的双向协作关系，通过区域化负责制，由点到面，建立覆盖全市的危重孕产妇救治网络，优化转、会诊程序和流程。

在转运过程中，由具备转运条件的专业团队按转运流程转运，做到危重孕产妇安全转运与高效急救，能明显改善危重孕产妇到达上级医院时的病情危重程度。

（一）转运指征

目前我国尚无统一的转运指征，各级医院按照分级诊疗规范，结合医院自身的母婴救治能力和水平，酌情安排转院。

（二）转运条件

1. 首要的是配备转运危重症患者的救护车，随车医务人员、急救设备及药品是安全转运的基础。

2. 随车转运的医务人员根据患者病情而定，以高年资专科医师、护师、助产士为主，具备孕产妇救治及新生儿复苏抢救的团队能力。

3. 医生必须掌握气道管理、心肺复苏技术，具备熟练操作各种仪器设备和应用急救药物的能力，以及病情变化应急处置能力。

4. 助产士具备娴熟的助产接生和新生儿复苏抢救技能，助产士及护士具备基础生命抢救设施、设备的使用及抢救配合技能。

（三）转运流程

1. 转运前准备

（1）转诊医院的准备

1）转运前评估孕产妇病情，联系拟接收医院，报告孕产妇病史、诊断及病情，与接收医院医师共同根据孕产妇病情、能否耐受转运过程中的各种危险、接受医院的资源以及转运方式等决定是否转运，并始终保持通讯联系。

2）转运前应继续密切监护，进一步处理稳定孕产妇；做好病情及转运记录，并成立转运小组，联系转运工具；检查所有转运器械和物品是否齐全，功能是否完备，出发前告知对方到达医院预计时间。

3）向家属解释病情、转院的原因和转运风险等问题，取得家属的理解与合作。

4）书写转诊记录单，准备详细的病史，包括孕产妇妊娠史、分娩史、分泌物标本、实验室检查结果、诊断治疗情况等。

（2）转运仪器及设备　使用专用多功能监护型救护车，配有固定多参数心电、血压、呼吸、血氧饱和度监测和电击除颤功能、便携式电动呼吸机、负压吸引器、气管插管喉镜2个、接产包、胎心多普勒、氧气瓶和各类急救药品。

（3）接收医院的准备

1）根据病情的评估及了解，通知相关科室做好抢救准备，保障设备、人员、药品、物品等方面均处于应急状态，即刻便可按照危重孕产妇处理流程进行抢救处理。

2）接诊以产科专科医务人员为主，有利于现场病情的评估及指导进一步救治。

3）有预见性地备齐及携带针对性强的急救物品。

4）做好危重症患者转运前及转运中预处理，严密观察病情，为早期确诊提供依据，及时发现严重并发症的征象，在患者发生病情急骤变化时，为抢救患者生命赢得时间，达到高效、畅通、规范的救护。

2. 危重孕产妇转运

（1）转运小组到达前　应向当地医院的医师、助产士或其他医务人员提供连续的电话支持，对他们进行专业指导，包括是否需要进一步复苏、是否需要其他实验室检查等，对进一步稳定提出建议并推荐过渡性的治疗措施等。

（2）转运途中病情观察　转运小组需按重症监护病房的要求持续监测生命体征、心电、神志、瞳孔，根据病情变化及时进行处理，坚持生命支持为先、器官功能维持为主为原则，同时评估孕产妇及胎儿宫内情况。转运途中延续原医院必要的治疗措施及专科特殊处理。对于转运已临产的危重症孕产妇，转运过程中同样需要监测并记录胎心、宫缩、宫口开大、先露下降等产程相关情况，转运途中一旦发生病情变化，及时停车处理。转诊的危重孕产妇到达接收医院后，直接沿绿色通道到对接科室进行交接与抢救。

综上所述，危重症孕产妇的安全转运是以三级医院为中心，向周围医疗单位辐射，实行危重孕产妇及时接受专业化救治的重要环节，急救医疗和护理是整个接诊和抢救过程的重要组成部分，是诊治、抢救乃至康复等成败的重要环节。强大的市级三级医疗保健网络、健全的抢救常规、完善的救治流程和畅通的危重症孕产妇救治绿色通道，保证孕产妇到院的无缝连接，在实施转运流程的过程中双方密切配合，是进一步控制孕产妇死亡率和降低围生儿病死率的关键所在。

》》 想一想

王某，女，26岁，G_1P_0，孕40周，临产16小时后顺产一男婴，重4020g，阴道左侧裂伤4cm×1cm，会阴侧切及阴道裂伤常规缝合，产时出血380ml，产后两小时出血累计455ml，产后5小时后，产妇出现大汗淋漓、肛门坠胀，血压为69/42mmHg，脉搏172次/分，考虑失血性休克。

工作任务：

1. 该产妇发生失血性休克的原因是什么？

2. 如何进行急救处理？

3. 该产妇主要的护理诊断是什么？

练习题

单项选择题

1. 下列哪种情况最可能导致产科低血容量休克
   A. 子宫收缩乏力　　B. 产后出血　　　　C. 胎儿过大　　　　D. 产程过长

2. 当怀疑患者出现低血容量休克时，护士首要的处理是
   A. 给氧　　　　　　　　　　　　　　　B. 监测生命体征
   C. 立即建立两条静脉通道　　　　　　　D. 止血

3. 产科低血容量休克最可能引起哪种并发症
   A. 产后出血　　　　B. 子宫切除　　　　C. 肾功能衰竭　　　D. 心肺衰竭

4. 对于严重的产科出血患者，应该如何紧急处理
   A. 应用缩宫素　　　B. 等待自然分娩　　C. 手术止血　　　　D. 应用抗生素

5. 下列哪种情况可能影响产科心肺复苏的成功率
   A. 出血过多　　　　B. 年龄过大　　　　C. 糖尿病病史　　　D. 药物过量

6. 产科心肺复苏的首要步骤是
   A. 胸外按压　　　　B. 人工呼吸　　　　C. 电除颤　　　　　D. 建立静脉通道

7. 在产科心肺复苏中，首选的药物是
   A. 肾上腺素　　　　B. 利多卡因　　　　C. 氯化钙　　　　　D. 阿托品

8. 心肺复苏按压与放松的比例是
   A. 1 : 1　　　　　　B. 1 : 2　　　　　　C. 1 : 3　　　　　　D. 1 : 4

9. 在进行产科心肺复苏时，应该使用的氧气浓度是
   A. 21%　　　　　　B. 30%　　　　　　C. 40%　　　　　　D. 100%

10. 产科心肺复苏电除颤单向波的能量选择为
    A. 360J　　　　　B. 120J　　　　　　C. 200J　　　　　　D. 230J

11. 当进行产科心肺复苏时，应该将手放在哪个位置进行胸部按压
    A. 胸骨中上部　　B. 胸骨中下部　　　C. 胸骨左侧　　　　D. 胸骨右侧

12. 在进行产科心肺复苏时，应该如何处理胎儿
    A. 立即进行宫内复苏　　　　　　　　　B. 等待自然分娩
    C. 尽快剖腹产　　　　　　　　　　　　D. 以上都不正确

13. 心肺复苏期间，正确的胸外按压与人工呼吸比例是
    A. 15 : 2　　　　　B. 5 : 1　　　　　　C. 30 : 2　　　　　D. 10 : 2

14. 早期识别产科低血容量休克的关键是
    A. 检查宫缩频率　　B. 观察出血量　　　C. 监测血压　　　　D. 监听胎儿心率

15. 低血容量休克可能导致的并发症是
    A. 妊娠高血压　　　B. 子痫前期　　　　C. 多器官功能衰竭　D. 心衰

16. 在进行产科心肺复苏时，应该尽量避免的是
    A. 使产妇平躺　　　　　　　　　　B. 超过 2 分钟的中断
    C. 使用 AED　　　　　　　　　　　D. 按压胸骨

17. 产科低血容量休克的早期症状包括
    A. 昏迷　　　　　B. 快速呼吸　　　　C. 低血压　　　　D. 心率加快

18. 在进行产科复苏时，首先应当评估的是
    A. 脉搏　　　　　B. 呼吸　　　　　　C. 意识　　　　　D. 瞳孔反应

19. 在进行产科心肺复苏时，呼吸道阻塞可能的原因是
    A. 心搏骤停　　　B. 血压过高　　　　C. 胃内容物反流　D. 血液流失

20. 针对产科低血容量休克，最适宜的液体替代是
    A. 生理盐水　　　B. 胶体溶液　　　　C. 白蛋白　　　　D. 5% 葡萄糖溶液

（时元菊　杨　娟）

项目七　新生儿的处理

◉ **学习目标**

知识目标

1. 掌握新生儿复苏的方法；新生儿 Apgar 评分法。

2. 熟悉新生儿出生后即时处理的方法；新生儿呼吸异常的评估。

3. 了解影响新生儿呼吸建立的因素。

能力目标

1. 能根据案例完成新生儿 Apgar 评分法。

2. 能配合实施新生儿复苏的基本操作流程。

思政目标

具有爱心、同情心、责任心，以及团队合作精神。

任务一　新生儿出生后即时处理

子任务一　胎儿向新生儿的过渡

胎儿在宫内依靠胎盘从母乳中吸收氧气和营养物质，通过胎盘进行呼吸和排泄，一旦与母体分离，就要完成从胎儿到新生儿的重要转变，并面临许多困难。分娩过程中，胎儿的头部、胸部、四肢、臀部和脊柱会受到子宫收缩的压迫，可能导致暂时性缺氧。在分娩后，新生儿需要离开母体，自己调节氧气、营养、排泄和体温的平衡，同时还要适应子宫外环境的光线、噪声、寒冷、重力等多种刺激，使新生儿的呼吸系统、循环系统发生转变，并进行体温的调节，过渡并适应新的生存环境。因此，我们要认识到保证胎儿顺利过渡到新生儿阶段的重要性，并给予必要的帮助，为胎儿向新生儿平稳过渡创造条件。

（一）胎儿的转变

1. 胎儿呼吸系统的转变　胎儿在子宫内不需要自己呼吸，而是由胎盘来完成气体交换，出生后则由新生儿的呼吸系统来承担这一功能。在多种因素的作用下，特别是化学因素和物理因素的作用下，新生儿开始了第一次呼吸。化学因素主要指出生后血气突然发生变化，刺激外周化学感受器；物理因素主要指出生后环境温度变化和接生时的触觉、光照、疼痛等刺激外周感受器，以及来自肺部、肌肉、肌腱和关节等本体感受器的刺激。这些刺激信号传到呼吸中枢，使呼吸中枢产生神经冲动，引起吸气肌收缩，从而实现第一次呼吸。

2. 胎儿循环系统的转变　胎儿在宫内时有一条特殊的血管——动脉导管，连接了肺动脉和主动脉，在胎盘血液循环中起着重要作用。胎儿出生后脐带被结扎，脐血管停止搏动，胎盘血液循环中断，使得体循环阻力增加，肺循环阻力降低，导致动脉导管的血流量显著减少，在出生后 4~12 小时内动脉导管功能性关闭，在出生后 1 年内动脉导管解剖性关闭；同时，左心房压力增加，右心房压力降低，在出生后几分钟内卵圆孔功能性关闭，在出生后 1 年内卵圆孔解剖性关闭。

3. 胎儿体温调节的过渡　胎儿在母体内浸泡于温暖的、恒温的羊水里，处于中性温度环境。胎儿在子宫内无蒸发失热，过多的热量主要通过胎盘血液循环的对流，其次是胎儿皮肤、羊水和子宫壁的传导散热，共同维持胎儿的体温相对稳定。胎儿的体温会随着母亲体温的变化而变化。胎儿体温比母体高 0.5℃，羊水温度高于孕妇核心温度。出生后，新生儿面临着中性温度环境的改变，由于其皮肤面积大、皮下脂肪少、体表暴露面积大、散热多，容易导致体温过低等相关并发症。在中性温度下，机体耗氧少，代谢率低，蒸发散热量少。因此，根据新生儿的出生胎龄和体重不同，选择合适的中性温度非常重要。

（二）胎儿的挑战

1. 血流动力学的影响　胎儿的血流动力学受宫缩性质、强度和频率的影响。正常的宫缩是有规律、有节律且对称的，如出现病理性宫缩，胎儿就会面临缺氧的危险。当胎儿的 PaO_2 降低到 18~20mmHg、血氧饱和度降低到 30% 以下时，胎心率就会发生改变，胎便也会提前排出。在分娩过程中，脐带受压是常见的现象，如果仅有脐静脉受压，胎儿的血容量会减少，心率会加快以代偿；如同时伴有脐动脉受压，胎儿与胎盘循环就会中断，导致胎儿缺氧。如这种压力是暂时的、可逆的，胎儿可以从缺氧状态中恢复过来；如压力持续不能解除，可导致胎儿发生严重的缺氧甚至死亡。

2. 产程中母体和胎儿代谢的影响　正常母体和胎儿之间的 pH 差值为 0.1，母血浆的 pH 在 7.35~7.45 之间，胎儿的 pH 在 7.25~7.35 之间。如胎儿 pH<7.20，那么有 1/3 的新生儿 Apgar 评分 <7；如胎儿 pH<7.10，那么有 2/3 的新生儿 Apgar 评分 <7；如胎儿 pH 在 6.9~7.0 之间，那么胎儿就已经发生了宫内缺氧，并且开始出现脑损伤。此外，第二产程过长，导致胎头在会阴阻滞时间过久，也会使 pH 下降，这是新生儿窒息的一个重要原因。

3. 产程中压力及产道阻力的影响　在第一产程末和第二产程初，宫缩产生的压力可达到 100~200mmHg，产道压力直接作用于胎先露部。如先露部是胎头，可导致胎头变形，颅内压升高，脑浅静脉充血、扩张，这是造成机械性脑损伤的一个重要原因。虽然胎头有一定的可塑性，可以在一定程度上缓冲产道中的机械压力，但枕位异常或产道狭窄时，胎头塑形就会超过正常范围，从而导致脑膜撕裂、产伤性颅内出血。

4. 产程中产妇体位和操作的影响　仰卧位分娩或待产可能会引起仰卧位低血压综合征，减少下腔静脉的血液回流，降低回心血量，使心搏出量和血压下降，从而减少子宫胎盘的灌注量，造成胎儿缺血缺氧；同时，下腔静脉压力增高，可能导致胎盘早剥。手术助产如产钳、胎头吸引、臀牵引、剖宫产等，如果操作不当，可能造成胎儿各系统的产伤，包括颅内出血，以及神经、肌肉、骨骼、内脏、软组织损伤等。轻度产伤可以恢复，严重者可能留下终身残疾甚至死亡。

5. 产程中药物、感染的影响 在分娩过程中，镇静剂、镇痛剂、麻醉剂等药物的使用，可能会抑制胎儿的呼吸中枢；产妇的恐惧、焦虑等情绪，会使母体分泌大量的血管活性物质，影响子宫、脐带、胎盘的血流，影响宫缩，使产程延长，甚至导致胎儿缺氧；胎膜早破、产程延长、过多的医疗干预等导致感染的因素，可引起绒毛膜羊膜炎或胎儿宫内感染，导致新生儿出生后发生窒息或败血症、呼吸系统感染等，严重时可诱发全身炎症反应，对胎儿各器官功能造成损伤。

6. 环境温度的影响 分娩时环境温度对新生儿的体温有很大的影响。如果分娩室的环境温度是 22 ~ 24℃，那么新生儿的体表温度会以 0.3℃/min 的速度下降，核心体温会以 0.1℃/min 的速度下降。在 0.5 小时内，核心体温可能会下降 2 ~ 3℃，皮肤温度可能会下降 4 ~ 6℃。低温可能会增加新生儿的死亡率，当体温低于 32℃时，病死率可达 20% ~ 50%；当体温低于 30℃时，新生儿的病死率可能高达 61.1%。

子任务二　为胎儿向新生儿平稳过渡创造条件

胎儿向新生儿的过渡是一个复杂而微妙的过程，涉及多个器官系统的功能转变和适应。若此正常的转变不能发生，对组织的氧供减少，肠道、肾脏、肌肉和皮肤内的小动脉收缩，但心脏和大脑的血流保持稳定或者增加，从而维持氧气的输送。这种血流的重新分布有助于维护人体重要器官的功能。但是，如继续缺氧，则心肌功能减弱，心排出量降低，血压下降，所有器官的血流量也减少。结果是不可逆的缺乏充分的血液灌流和组织氧合，并可导致脑损伤或其他器官损伤，甚至死亡。

为了使胎儿能够顺利地完成这一过程，需要在分娩前、分娩中和分娩后为其创造良好的条件。

1. 预防性干预 采取预防性干预措施，如定期进行产前检查和保健，及时发现和治疗可能导致早产的高危因素，如感染、子痫前期、多胎妊娠、子宫畸形等；对于有胎膜早破或感染风险的孕妇，可使用抗生素来预防或治疗感染，并延缓分娩；对于有先兆早产或早产临产时，可使用宫缩抑制剂延长孕周。

2. 促进胎肺成熟 对于有早产风险或需要提前终止妊娠的孕妇，可以使用糖皮质激素来促进胎肺成熟，预防呼吸窘迫综合征和其他并发症。常用的糖皮质激素有地塞米松和倍他米松，一般在妊娠 24 ~ 34 周给予。

糖皮质激素可以通过胎盘进入胎儿血液，刺激 II 型肺泡上皮细胞分泌表面活性物质，并促进肺泡发育、血管发育和呼吸道上皮化生等过程。糖皮质激素还可以减少胎儿出血、坏死性小肠结肠炎、动脉导管未闭等并发症的发生率，并降低新生儿死亡率。

3. 胎儿神经保护 对于即将早产（≤33 周$^{+6}$）的孕妇，应考虑产前使用硫酸镁进行胎儿神经保护，降低早产儿脑室内出血和脑性瘫痪的发生率。硫酸镁可以通过胎盘进入胎儿血液，对胎儿脑神经产生保护作用，具体机制尚不明确，可能与其舒张脑血管、减少炎性细胞因子和（或）氧自由基、抑制钙离子内流等作用有关。

4. 分娩时机和方式的选择 医源性早产分娩时机及方式应由产科及新生儿科共同研究决定。首先准确进行胎儿的评估，包括胎龄、有无先天畸形、生长发育情况、胎儿肺成熟情况、胎盘成熟度、胎儿宫内储备力，早期发现异常及早处理。其次评估本单位新生儿处理水平，可采取宫内运输至有条件的新生儿重症监护病房（neonatal intensive care unit, NICU）等。客观科学评估胎儿在产程中的耐受力，合理制订分娩计划。

5. 产时护理 严密监测产程进展和母胎情况，及时处理异常。提高对异常情况的预测及诊断能力，以产妇及胎婴儿为主体，保证每次分娩都有能熟练进行新生儿复苏的人员在场；及时发现新生儿过渡时期的异常，及时处理。助产时动作轻柔，减少不必要的干预，减少宫内缺氧、酸中毒，避免产程延长或急产，可有效预防颅内出血的发生。

子任务三 新生儿分娩前的准备

1. 产前咨询 新生儿复苏团队在分娩前要询问4个问题：孕周多少；羊水是否清亮；预期分娩的新生儿数目；母婴有何高危因素。根据上述信息决定应准备的人员及复苏物品。

2. 健康教育 在待产过程中，向孕产妇及其家属介绍分娩过程中及分娩后的注意事项，以及新生儿出生后即时处理的内容和注意事项，使孕产妇及其家属能够理解、接受和配合，告知产妇及家属，如发现异常，应及时与医护人员沟通。

3. 人员配备 每次分娩必须至少有1名能够实施初步复苏并启动正压通气的医护人员在场，负责护理新生儿。如果有高危因素，则需多名医护人员在场，组建合格的、熟练掌握复苏技术的团队。团队要明确组长和成员的分工，做好复苏计划。

4. 环境和物品准备 保持室内清洁，室内温度控制在25～26℃。关闭门窗，避免分娩区域空气对流。产房应配备带有秒针的时钟，便于记录时间。准备产包及相应的助产器械、物品和药品（如缩宫素等）。在分娩前准备新生儿复苏区的设备和物品，如辐射保暖台（设置温度为34℃）或提前预热的处置台、干净的毛巾、复苏气囊、面罩和吸引装置等。

5. 准备产台 分娩前准备项目、要求、措施及内容见表7-1-1。

表7-1-1 分娩前准备项目、要求、措施及内容

项目	要求	措施及内容
环境温度	产房温度25～26℃	关闭门窗，避免空气对流
手卫生	物品准备前	标准七步洗手法
物品准备	助产相关设备	监护仪、助步车、分娩椅、分娩球、靠垫等
	新生儿复苏设备	检查复苏气囊、面扎和吸引装置是否处于功能状态
	产包（可以按用途区分单个包装，如分娩接生包、缝合包）	无菌加热的干毛巾2条、新生棉帽1个，无菌手套2副、隔离衣1件、止血钳2把、断脐剪1把、脐带结扎绳1根或脐带夹1个；集血器1个、敷料、缝针、持针钳、剪刀
药物准备	预防产后出血	缩宫素
	新生儿复苏	肾上腺素、生理盐水

子任务四 新生儿出生后即时处理

（一）保暖

新生儿胎龄、日龄和体重越小，环境温度变化对新生儿的影响越大，尤其是早产儿，容易因环境温度变化儿发生体温异常。新生儿体表面积大，皮下脂肪薄，易于散热，保温

和产热能力差。新生儿从宫内过渡到宫外显著降低的温度环境，同时大量的热量自新生儿温暖潮湿的皮肤经辐射、对流、传导和蒸发而散失。如处理不当，极易造成体温不升等并发症。低体温可以导致新生儿寒冷损伤，可引起新生儿硬肿症以及心、脑、肝、肾和肺等重要脏器损伤，甚至死亡。

为了新生儿由宫内向宫外生活的成功过渡，助产士有责任做好适当的准备，为新生儿提供一个最佳的温度环境，预防新生儿体温丢失。

1. 出生前的处理

（1）增加分娩室和手术室的室温，维持室温在 25～26℃，当预期是早产儿分娩时，应升高室温至 25～30℃，体重 1000～1500g 者为 25～28℃，<1000g 者为 28～30℃。

（2）关闭门窗、电扇等，使辐射台远离冷气源，减少冷空气对流。

（3）分娩前预热辐射台、接产治疗巾、消毒毛巾、棉被等需接触新生儿的物品。

2. 出生后的处理

（1）新生儿出生后快速擦干全身，迅速移去湿毛巾，并用干燥预热的毛巾包裹新生儿。快速擦干全身是指在 5 秒内开始擦干新生儿，擦干顺序为眼睛、面部、头、躯干、四肢，再侧卧位擦干背部，在 20～30 秒内完成擦干动作，并彻底擦干。

（2）新生儿出生后，置辐射台保暖，应使用辐射台的自动功能，不要手动控制。

（3）无条件时，在新生儿出生后，立即将新生儿置于母亲怀抱中实施皮肤接触，利用母亲的体温达到新生儿保暖的目的。

（4）新生儿头部保暖尤为重要，寒冷季节可戴绒布帽，其保暖效果优于弹力帽。

（5）对体重 <1500g 的极低出生体重儿或孕周 <29 周的早产儿，出生后在未擦干前即刻，将早产儿的颈以下全身置于聚乙烯塑料袋内。可用包装食品的塑料膜、食品级的保鲜袋或聚乙烯塑料膜，同时注意避免过热，目标应当是腋下温度 36.5℃，保暖同时开始清理呼吸道和建立呼吸。

（二）清理呼吸道、建立呼吸

每个分娩现场至少有一名唯一的责任是照料新生儿且熟练掌握新生儿复苏技能的专业人员。如预计分娩会有高度危险性，至少应该有两人在分娩室主要照料新生儿，一名应有熟练的复苏技能，另一人或更多人协助，组成一个"复苏小组"。新生儿科医生在高危妊娠分娩前进产房/手术室，负责高危儿的抢救和床旁监护工作。

1. 分娩过程中 胎肩娩出前，助产者用手将新生儿口、鼻中的分泌物挤出。

2. 胎儿娩出后 通过轻度仰伸颈部，开放气道。新生儿采取仰卧位或侧卧位，颈部轻度仰伸至鼻吸气位（图 7-1-1），使咽后壁、喉和气管成直线，使气体可以自由出入。注意颈部不可屈曲或过度仰伸，以免阻止气体进入。为使新生儿保持正确的体位，可在肩下放一折叠的毛巾，作为肩垫。

3. 清理气道（必要时） 羊水无胎粪污染的情况下，口腔和鼻腔的分泌物可用洗耳球或吸引管吸净，先吸口咽后吸鼻腔，防止吸引鼻腔时刺激新生儿发生深呼吸，从而导致将口腔内的分泌物吸入（图 7-1-2）。限制吸引时间（<10 秒）、吸引深度和吸引压力（负压不超过 100mmHg，即 13.3kPa），避免过度吸引导致喉痉挛，并刺激迷走神经，引起心动过缓和自主呼吸延迟出现。在有胎粪污染且新生儿无活力时，需进行气管插管，吸引胎粪。

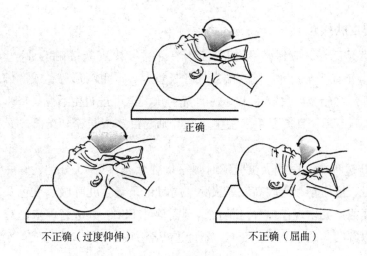

正确

不正确（过度仰伸）　　　　不正确（屈曲）

图 7 - 1 - 1　鼻吸气位图

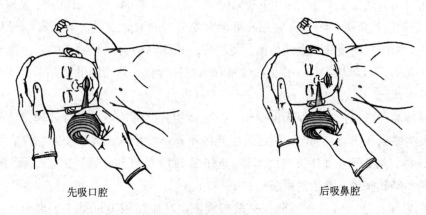

先吸口腔　　　　　　　　　后吸鼻腔

图 7 - 1 - 2　先吸口腔，后吸鼻腔

4. 适当的刺激　擦干和吸引黏液都是对新生儿的刺激。当确认呼吸道通畅，而新生儿没有建立正常呼吸，可予额外、短暂的触觉刺激以诱发呼吸。安全和适宜的触觉刺激法包括以下 2 种（图 7 - 1 - 3）。

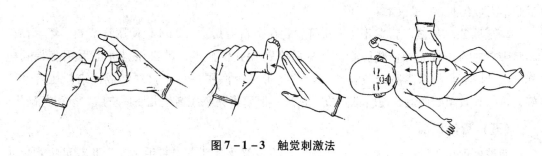

图 7 - 1 - 3　触觉刺激法

（1）用手拍打或手指轻弹新生儿足底 1 ~ 2 次。

（2）轻轻摩擦新生儿的背部、躯干和四肢 1 ~ 2 次。

过强的刺激不仅不能帮助新生儿建立呼吸，而且可能引起严重伤害，不要摇晃新生儿。如无效，则表明新生儿处于继发性呼吸暂停，需要正压人工呼吸。

（三）母婴皮肤接触

如新生儿状况良好，应保持新生儿与母亲持续母婴皮肤接触（skin to skin contact，SSC）。如果新生儿有严重胸廓凹陷、喘息或呼吸暂停、严重畸形等，或产妇出现异常情况等，需紧急处理。多胎及剖宫产手术分娩的新生儿，也可进行生后立即 SSC。在确保母婴安全的前提下进行 SSC，且需要手术医生、麻醉师与助产人员密切配合，必要时调整手术设施。

在进行 SSC 过程中，医护人员应随时观察母婴状态，每 15 分钟检查并记录产妇的脉搏、血压、尿量、出血量和宫底高度等状况，同时记录新生儿呼吸、肤色及其他生命体征等。如果新生儿或产妇出现任何异常情况，则需停止 SSC，并进行相应处理。产妇回到产科病房后，可以继续与新生儿进行 SSC，累计进行至少 90 分钟，或完成首次母乳喂养。

（四）脐带处理

新生儿出生后结扎脐带利于新生儿循环系统的建立。WHO 建议在脐带停止搏动后，或延迟 1~3 分钟结扎脐带，除非新生儿或母亲需要立即抢救，这种方式被称为延迟脐带结扎。与生后立即结扎脐带的新生儿相比，待脐带停止搏动后再结扎脐带的新生儿血容量增加了 32%，增加了红细胞容积、铁蛋白含量和储存铁含量，从而降低婴儿 4~12 个月缺铁性贫血的发生风险。

脐带处理需严格执行并确保无菌操作，防止新生儿脐部出血，脐带处理方法的好坏取决于是否发生感染和出血，同时不引起新生儿的不适。将第 1 把无菌止血钳夹在距脐带根部 2cm 处，再将第 2 把止血钳夹在距离第 1 把止血钳胎盘侧 3cm 处。在靠近第 1 把止血钳的位置剪断并结扎脐带。常用的断脐法如下：

1. 气门芯结扎法　用 75% 乙醇擦拭脐根周围，在距脐根 1cm 处夹上套有气门芯的血管钳，右手牵拉气门芯的尾线，使气门芯套扎脐带，在距气门芯 1cm 处剪断脐带，用 2.5% 碘酒及 75% 乙醇消毒脐带断面，松开血管钳，用脐带卷包扎。注意牵拉气门芯套扎脐带时，另一只手固定好血管钳，不要牵拉，以免引起新生儿的不适。气门芯是橡胶制品，高压灭菌后，弹力受影响，可能造成其血管结扎欠紧，致使脐血流未能完全阻断，脐带脱落天数延长。

2. 脐带夹结扎法　新生儿初生断脐后，在距新生儿脐根 2cm 处使用脐带夹，然后在距离脐带夹外约 0.5cm 处修整脐带，挤尽脐带断端残留血液，消毒脐带断面后用脐带卷包扎，次日取下敷料暴露脐带残端。一次性脐带夹由医用高分子材料制成，结扎血管性能好，可以有效阻断血运，使脐带基质干枯快，但脐带夹坠压新生儿脐周皮肤，易引起破损。

（五）身份识别

脐带处理后，助产士用左手托住新生儿的头部及背部，用右手夹新生儿双足将新生儿托起，让产妇观察其性别和一般情况。然后擦干净新生儿右足底，将足印及产妇拇指印印于新生儿初生记录单上，并分别在左右足系上代表新生儿身份的腕带，腕带上清晰记录母亲姓名、住院号、婴儿性别、出生日期，多胎者以 A/B/C 或甲/乙/丙等标识区分。腕带松紧适宜，避免腕带脱落、影响血液循环或引起皮损。

（六）Apgar 评分

Apgar 评分描述了新生儿出生后即刻的状况，对预后有一定的预见性，以出生后 1 分钟内的心率、呼吸、肌张力、喉反射及皮肤颜色 5 项体征为依据，每项 0~2 分，将 5 项分值加起来，总数就是 Apgar 评分，满分 10 分（表 7-1-2）。5 分钟 Apgar 评分低提示存在抽搐的危险，10、15、20 分钟 Apgar 评分 <3 分提示神经预后不良。当 5 分钟时的 Apgar 评分 <7 分时，应每 5 分钟重复评估一次，直至 20 分钟。

Apgar 评分不作为是否复苏的指导，而仅作为复苏效果的评价。评分应记录在新生儿出生记录中。

表 7-1-2　新生儿 Apgar 评分法

Apgar 评分				胎龄＿＿＿＿周				
体征	0	1	2	1 分钟	5 分钟	10 分钟	15 分钟	20 分钟
肤色	发绀或苍白	四肢青紫	全身红润					
心率	无	<100 次/分	>100 次/分					
反射	无反应	痛苦表情	哭，反应灵敏					
肌张力	松软	有些弯曲	动作灵活					
呼吸	无	哭声弱，呼吸浅表	良好，正在哭					
总分								
备注：		复苏						
		分钟						
		给氧						
		PPV/NCPAP						
		气管插管						
		胸外按压						
		肾上腺素						

（七）常规处理

1. 测量体温　新生儿的正常腋下体温是 36.5~37.5℃。体温在 35.5~36.4℃ 为低于正常，需要改善保暖。新生儿应每 6 小时测量 1 次体温。如发现体温异常，应及时处理。

2. 新生儿体格检查　完成 90 分钟的 SSC 或首次母乳喂养后，进行新生儿体格检查。检查内容包括呼吸情况（包括有无呻吟、胸廓凹陷、呼吸急促或缓慢等呼吸困难）、活动和肌张力、皮肤颜色、脐带外观、有无产伤和畸形等，包括皮肤损伤，先露部位的瘀斑、出血、水肿或血肿，骨骼损伤等。如有产伤，应及时处理并详细记录。检查时，与产妇核实新生儿性别，测量新生儿身长、体重，并将测量结果告知产妇或家属。

3. 出血性疾病的预防　生后肌内注射维生素 K_1 0.5~1mg，预防出血性疾病。注射部位为新生儿大腿中部正面靠外侧。

4. 新生儿乙型肝炎的预防

（1）对 HBsAg 阴性的母亲，新生儿出生后 24 小时内接种 10μg 乙型肝炎疫苗，全程共接种 3 针，按 0、1、6 个月程序接种。对 HBsAg 阳性的母亲，应在生后 12 小时内尽早注射乙型肝炎免疫球蛋白（HBIG），剂量应 ≥100U，同时在不同部位接种 10μg 乙型肝炎疫苗，以提高阻断母婴传播的效果。间隔 1 个月和 6 个月分别接种第 2 和第 3 针乙型肝炎疫苗。

（2）早产儿出生体重 ≥2000g，且生命体征稳定者，可按照 0、1、6 个月 3 针型肝炎疫苗接种方案进行接种；如早产儿生命体征不稳定，应在稳定后再按上述方案接种。早产儿出生体重 ≤2000g 者，待体重达到 2000g 后按照 0、1、6 个月 3 针型肝炎疫苗接种方案进行接种；如出院前体重未达到 2000g，在出院前接种第 1 针，间隔 1 个月和 6 个月后分别接种第 2 和第 3 针乙型肝炎疫苗。

（3）母亲 HBsAg 阳性的早产儿出生后，无论身体状况如何，在 12 小时内肌内注射 HBIG(≥100U)。如生命体重稳定，尽快接种第 1 针疫苗；生命体重不稳定，待稳定后，尽早接种第一针，间隔 1 个月和 6 个月后分别接种第 2 和第 3 针乙型肝炎疫苗。

▶▶ 想一想

患儿，男，足月剖宫产出生，体重 3.2kg。孕期母亲有妊娠期高血压和羊水过多史。出生后 1 分钟时，新生儿皮肤苍白，四肢青紫，心率 80 次/分，对刺激无反应，肌张力松弛，呼吸微弱。经清理呼吸道、人工呼吸、吸氧等处理后，5 分钟时，新生儿皮肤躯干粉红，四肢青紫，心率 120 次/分，对刺激有轻微反应，肌张力稍屈曲，呼吸缓慢而不规则。

工作任务：

1. 请根据 Apgar 评分标准给出新生儿出生后 1 分钟和 5 分钟时的评分。
2. 请根据评分结果判断新生儿有无窒息及窒息的程度，并说明理由。
3. 请根据评分结果预测新生儿的预后情况，并说明可能存在的风险。

练习题

单项选择题

1. 预防新生儿出生后体温丢失的措施，不正确的是

    A. 新生儿出生后用毛巾快速擦干全身，并用该毛巾将新生儿包裹住

    B. 提高分娩室温度

    C. 减少冷空气对流

    D. 戴布绒帽加强新生儿头部保暖

2. 生后立即快速评估 4 项指标，不正确的是

    A. 足月吗？   B. 羊水清吗？   C. 有哭声或呼吸吗？

    D. 心率好吗？   E. 肌张力好吗？

3. 胎儿在子宫内不需要自己呼吸，而是由下列哪项来完成气体交换

    A. 胎膜   B. 胎盘   C. 脐带

D. 羊水

4. 胎儿出生后脐带被结扎，脐血管停止搏动，胎盘血液循环中断，使得体循环阻力和肺循环阻力的变化分别是

　　A. 增加，增加　　　　　　B. 增加，降低　　　　　　C. 降低，增加

　　D. 降低，降低

5. 新生儿出生后快速擦干全身的目的是

　　A. 防止感染　　　　　　B. 预防体温丢失　　　　　　C. 诱发呼吸

　　D. 去除羊水

（史　甜）

任务二　新生儿出生异常

子任务一　认识新生儿呼吸建立失败

新生儿的生存依赖于对子宫外环境的适应能力。对宫外环境的适应包括呼吸功能的建立、循环系统的建立及环境温度的适应，以确保生存。正常呼吸的建立至关重要。促进肺功能正常的机制是复杂的。临床医务人员必须充分理解与新生儿各种呼吸道相关的生理过程；通过熟练掌握相关的知识并系统地使用这些评估技能，医务人员才能有效地评价和评估新生儿的呼吸状态，并作为协作团队的一部分，对患儿起到积极影响。

（一）新生儿肺生理与呼吸的发生

分娩前，人类胎儿依赖胎盘与母体循环进行气体和营养交换。胎盘的血管阻力低，而充满液体的胎肺血管阻力高，大部分右心室输出是从肺动脉分流，穿过动脉导管进入主动脉，绕过肺循环，因而胎儿的血液循环具有右向左分流的特征。在胎儿期，胎盘的血管阻力最低，能接收胎儿心输出量的40%（图7-2-1），而导致体循环血压较低。相比之下，胎肺内充满液体，导致血管阻力高，使流向肺部的心输出量显著降低。使用MRI和多普勒超声测量胎儿血的研究发现，肺血流量为合并心室输出量的11%～25%。

出生时脐带被夹闭，新生儿需要经历从一个漂浮在羊水中的胎儿过渡到一个呼吸空气的新生儿。为了成功地从宫内过渡到宫外生活，新生儿的心肺功能必须迅速做出生理改变。肺液被吸收并被空气所代替，从而建立肺体积，使新生儿肺功能正常。分娩前，胎肺内的肺泡液分泌速率就开始下降，胎肺液体吸收过程开始；分娩时，肺泡液的再吸收加快。交替渗透压有利于水从空腔移回肺间质和血管间隙。随着呼吸和肺扩张的开始，水从空腔迅速进入间质，并通过淋巴管和肺血管从肺中移除。由于肺液清除的很大一部分发生在分娩过程中，剖宫产出生没有经历产程的新生儿容易推迟对胎儿肺液的吸收，从而容易导致新生儿短暂的呼吸急促。胸内压力下降，空气开始流动，压力低于 $-5cmH_2O$ 时开始第一次有效呼吸。吸气压力的增加使肺泡气腔扩大，并形成功能残气量（functional residual capacity，FRC）。肺部扩张刺激表面活性物质的释放，能降低肺泡表面张力，增加顺应性，并使 FRC 维持稳定。

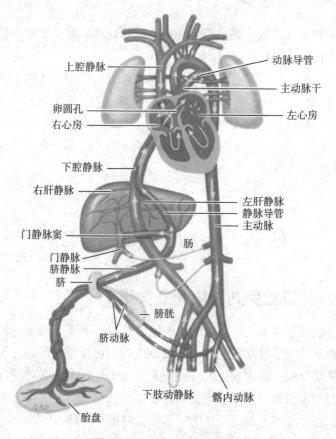

图 7 - 2 - 1 胎儿循环示意图

为了完成从宫内到宫外环境的适应过程，新生儿心脏结构也会发生一系列变化。随着呼吸的开始，吸气时会产生大的胸腔内负压，使肺泡充满空气；用空气代替肺泡液会导致肺内静水压急剧下降，肺动脉压力降低。从而导致右心房压降低，肺血流量增加，导致肺泡氧分压（PaO_2）升高，动脉导管收缩，动脉导管通常会将右心室血液从肺外分流出去。通过结扎脐带，低阻力的胎盘循环从新生儿循环中移除。原来流向胎盘的血液就会流向其他部位，这种阻力的变化会导致全身动脉压的突然升高。当左心房压力升高时，卵圆孔就会被左心房的高压力压迫，使得卵圆孔瓣膜与房间隔贴合，继而关闭卵圆孔。从而导致左右心房完全分开，消除了卵圆孔的分流，从右心房到左心房的血液流动停止。由于动脉导管和卵圆孔的关闭、肺血管阻力的降低，全身压力比肺动脉压力大。当血液从右心室流向肺的新路径时，胎儿血液循环成功地转变为新生儿血液循环。

胎儿的呼吸、循环系统必须随着娩出进行相应的变化，即刻开始由自身完成气体交换功能，以保证维持生命的需要。完成气体交换功能需要肺泡吸入和呼出气体，同时相应增加灌注肺泡的血液量，相互协作，缺一不可。早产儿的呼吸肌力软弱，胸廓顺应性大，使膈肌的功能降低，不利于建立较高的吸气压力。肺泡表面活性物质使得每次呼气后压力保持在 $5cmH_2O$，使得肺泡保持膨胀而不至于塌陷。如果没有表面活性物质，则膨胀压随肺泡半径的缩小而增大，致肺泡和小气道闭陷，产生呼吸窘迫。胎儿在胎龄 22~24 周时肺泡Ⅱ型细胞已能产生肺表面活性物质，而至胎龄 35 周后肺泡表面的活性物质才迅速增加。早产儿由于缺乏肺表面活性物质，维持呼吸所需的肺压增大，易造成肺泡壁的损伤，其裂孔增大，使大量的血浆蛋白进入肺泡，形成呼吸窘迫综合征的特征性病理变化，即肺透明膜形成。

（二）呼吸系统的组成

1. 呼吸肌　包括胸壁肌肉、膈肌和呼吸的副肌肉，将自由气体输送到肺部。

2. 骨骼　肋骨，为呼吸肌提供结构支持，限制肺排出。

3. 呼吸道　将换气单元与外部连接起来，但对气流提供阻力。

4. 肺和胸廓的弹性组织　在呼吸运动中，会对气体流动产生一定的阻力。

5. 气液界面　是肺泡和肺泡毛细血管之间的接触面，产生表面张力，在吸气时防止肺过度扩张，但在呼气时支持肺收缩。

6. 腹肌　通过主动收缩来辅助呼气。

呼吸系统的任何一个环节出现问题都会使新生儿出生后呼吸建立的失败，而出现呼吸困难。

（三）新生儿呼吸建立失败的评估

新生儿呼吸窘迫的评估从详细的收集围产期病史开始，应尽可能收集相关的信息，并从父亲或其亲属处获得重要的病史补充信息。通过详细完整地回顾产妇围产期病史、体格检查、实验室及影像学资料，大多数情况下可以及时诊断新生儿呼吸窘迫。许多非肺源性新生儿疾病，可能出现呼吸窘迫的表现。

1. 病史评估　相关病史内容包括：胎龄、分娩方式、用药、早发型新生儿感染 B 组链球菌（group B streptococcal，GBS）的母体因素，以及其他妊娠期和（或）分娩并发症，例如妊娠期糖尿病、羊水粪染等。

（1）记录婴儿呼吸困难的可能原因，包括母亲的年龄、妊娠、产次、血型和 Rh 状态。

（2）既往有早产史会增加早产的风险；怀孕期间孕妇体重过度增加会引起糖尿病、羊水过多等情况的发生。如有妊娠期糖尿病，记录糖耐量筛查的结果，以及血糖控制和体重控制的情况。

（3）评估胎膜早破的持续时间、母亲发热伴或不伴有绒毛膜-羊膜炎，以及羊水胎粪颜色，有助于新生儿呼吸窘迫的鉴别诊断。

（4）评估母亲产前和产后的用药情况，服用某些药物也可能会影响呼吸；使用类固醇类药物会降低新生儿 RDS 发生的可能性；给接近分娩的母亲注射麻醉品可能导致新生儿呼吸困难。

2. 呼吸系统的体格检查　呼吸困难的主要临床表现有发绀、呼吸急促、呻吟、吸气性"三凹征"和鼻翼扇动等。医护人员应通过视诊和听诊来评估，并及时处理呼吸困难的新生儿。

中心性发绀可能是由肺病和发绀性心脏病引起的，而周围性发绀则更易发生在心输出量下降的情况下；呼吸暂停通常出现在肺顺应性降低的早产儿中，如呼吸窘迫综合征（respiratory distress syndrome，RDS）；而气道阻力高的患儿（如气道阻塞）通常有深而慢的呼吸；呻吟是由于新生儿在呼气时收缩声带，使得声门部分关闭，从而产生一种声音。在整个呼气期，呻吟可以使肺中保持一定的气体量，防止肺泡塌陷。在呼气结束时，由于声门突然打开，肺内的气体会迅速流出，引起一种可听到的呻吟声。对于功能残气量减少的新生儿，如早产儿的 RDS，呻吟的咕噜声更典型。呻吟时新生儿处于长时间保持声带收缩和胸腹肌紧张的状态中，会消耗大量的能量和氧气，加重心肺负担和代谢酸中毒。同时，由于呻吟导致胸内压力升高，会影响心脏输出量和脑血流量，增加心脏和脑部缺血缺氧的风险。

胸部听诊可进一步帮助检查人员了解患儿的情况。RDS 的新生儿肺容量低，呼吸音微弱，通常没有啰音。肺炎新生儿，有啰音可能提示肺泡充盈。不同的呼吸音可能是由于气胸或肺叶通气减弱引起的一系列疾病引起的，如肺不张、主支气管插管和胸腔积液等。

3. 心血管系统的检查和外周灌注的评估　皮肤苍白和低灌注可能意味着贫血、低血压或低血容量；红细胞增多症也可能引起呼吸窘迫；充血性衰竭的心血管征象（如心动过速、心动过速和肝大）、心输出量降低、病理性杂音、股动脉脉冲减小和非窦性心律提示是引起呼吸窘迫的主要心脏原因。

当新生儿发生低肌张力、肌肉无力时会伴随呼吸窘迫的发生，应考虑神经 - 肌肉的原因。在这种情况下，母亲的病史中往往涉及胎动频率减少的情况，或在家族中有肌肉疾病的病史。臂丛神经损伤或锁骨骨折可伴膈神经损伤和膈肌麻痹。其他非肺部疾病，如败血症、代谢性酸中毒、体温过低、低血糖和血红蛋白血症，也可能导致新生儿呼吸窘迫。

4. 环境因素　良好的治疗环境对患儿的呼吸起到重要的作用。近年来，感觉刺激对呼吸窘迫患儿的影响越来越受到人们的关注。新生儿特别是早产儿容易出现低氧性肺部血管收缩。低氧性肺部血管收缩很可能是由于过度刺激触发，如噪音、操作或静脉穿刺等。有研究表明，焦躁不安的新生儿氧合更不稳定，一个安静、刺激最小的环境能给患儿带来更稳定的氧合。护理人员应该制定集束化的护理管理计划，为早产儿提供发展照顾性护理。

早产儿发展性照顾护理是一种新型新生儿护理理念，它强调根据每个早产儿的个体差异给予个性化发展性照顾，从而提高临床护理效果，促进神经系统发育及智力发育，提高早产儿的生存质量。早产儿发展性照顾护理包括以下几个方面：①模拟子宫环境，保持早产儿体温稳定，减少能量消耗和感染风险。②实施"鸟巢式"护理，为早产儿创造类似母亲子宫的自然环境，增加安全感和舒适感，促进体位支持和抚触。③减少声音、光线刺激，为早产儿提供一个相对安静、幽暗的环境，模拟昼夜交替，保证充足的睡眠。④减少疼痛刺激，避免反复穿刺和侵入性操作，操作前先温柔地唤醒或抚摸患儿，给予非营养性吸吮或 10% 的葡萄糖溶液缓解疼痛。⑥合理喂养，掌握喂奶的时机和方法，鼓励母乳喂养，促进胃肠道发育和营养支持。⑦鼓励父母参与照顾，实施袋鼠式护理。

这些措施有利于早产儿尽快适应外界生存环境，促进生长发育，并取得生理活动和肢体活动之间的平衡性。同时，也有利于父母适应新的角色，建立亲子关系，增强育儿自信心和责任感。

子任务二　新生儿复苏

（一）新生儿复苏的原则和目标

1. 确保每次分娩时至少有 1 名熟练掌握新生儿复苏技术的医护人员在场。

2. 加强产儿科合作，儿科医师参加高危产妇分娩前讨论，在产床前等待分娩及实施复苏，负责复苏后新生儿的监护和查房等。产儿科医师共同保护胎儿完成向新生儿的平稳过渡。

3. 应将新生儿复苏技能培训制度化，以进行不断的培训、复训、定期考核，并配备复苏器械；各级医院须建立由行政管理人员、产科、儿科医师、助产士（师）及麻醉师组成的院内新生儿复苏领导小组。

4. 在 ABCD 复苏原则下，新生儿复苏可分为 4 个步骤。

（1）快速评估（或有无活力评估）和初步复苏。

（2）正压通气和脉搏血氧饱和度监测。

（3）气管插管正压通气和胸外按压。

（4）药物和（或）扩容。

（二）复苏准备

1. 人员　每次分娩时至少有 1 名熟练掌握新生儿复苏技术的医护人员在场，其职责是照料新生儿。如果有高危因素，则需多名医护人员在场，组建合格的、熟练掌握复苏技术的团队。团队要明确组长和成员的分工，做好复苏计划。多胎妊娠孕妇分娩时，每名新生儿都应有专人负责。

2. 物品　应在每次分娩前使用标准化的"复苏物品核查表"（表 7 – 2 – 1），准备复苏所需的全部用品和设备，并确保其功能正常。

表 7 – 2 – 1　复苏物品核查表

操作步骤	物品
保暖	预热的辐射保暖台及温度传感器、预热的毛巾或毛毯、婴儿帽子、塑料袋或保鲜膜（＜32 周）、预热的床垫（＜32 周）
清理气道	肩垫、吸引球、负压吸引器、10F 和 12F 吸痰管、胎粪吸引管
监测及评估	听诊器、3 – 导联心电监测仪和电极片、脉搏血氧饱和度仪及传感器、目标血氧饱和度参考值表格
正压通气	复苏气囊、T – 组合复苏器、足月儿和早产儿面罩、6F 和 8F 胃管、注射器
给氧	氧源、空氧混合仪、吸氧导管
气管插管	喉镜、0 号和 1 号镜片（00 号可选）、导管芯（金属导丝）、不带套囊的气管导管（2.5、3.0、3.5mm）、软尺和气管插管深度表、防水 胶布、剪刀、喉罩气道
给药	1：10000（0.1mg/ml）肾上腺素，生理盐水，1、2、5、10、20、50ml 注射器
脐静脉置管	脐静脉导管、三通、脐静脉置管所需其他物品

（三）复苏基本程序

此评估 – 决策 – 措施的程序在整个复苏中不断重复（图 7 – 2 – 2）。评估主要基于以下 3 个体征：呼吸、心率、血氧饱和度。通过评估这 3 个体征中的每一项来确定每一步骤是否有效。其中，心率对于决定进入下一步骤是最重要的。

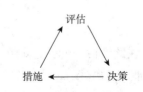

图 7 – 2 – 2　新生儿复苏基本程序

（四）复苏流程

新生儿复苏见图 7 – 2 – 3。

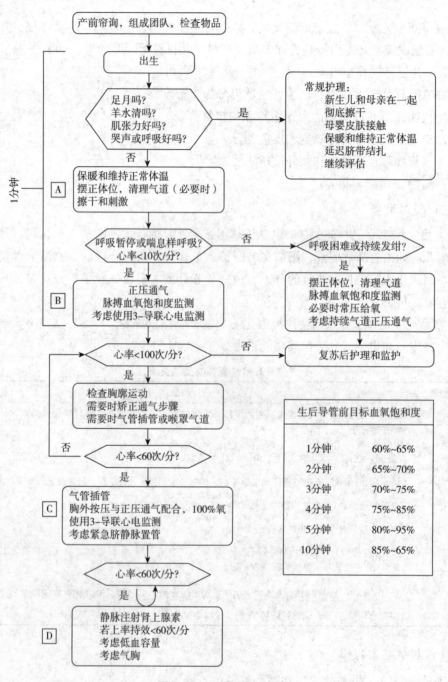

图 7 – 2 – 3　复苏流程图

1. 快速评估　生后立即快速评估 4 项指标：①足月吗？②羊水清吗？③有哭声或呼吸吗？④肌张力好吗？

如 4 项均为"是"，应快速彻底擦干，和母亲皮肤接触，进行常规护理。

如 4 项中有 1 项为"否"，则需复苏，进行初步复苏。

如羊水有胎粪污染，进行有无活力的评估及决定是否气管插管吸引胎粪。

2. 初步复苏

（1）保暖　产房温度设置为 25～26℃。提前预热辐射保暖台，足月儿辐射保暖台温度设置为 32～34℃；早产儿根据其中性温度设置。用预热的干毛巾包裹新生儿放在辐射保暖台上，注意头部擦干和保暖。有条件的医疗单位复苏胎龄 < 32 周和（或）出生体重 < 1500g 的早产儿时，将其头部以下躯体和四肢包裹在清洁塑料膜/袋内，或盖以塑料薄膜置于辐射保暖台上，摆好体位后继续初步复苏的其他步骤。避免高温，防止引发呼吸抑制。新生儿体温（腋下）应维持在 36.5～37.5℃。

（2）体位　维持新生儿头部轻度仰伸，呈鼻吸气位（图 7-1-1）。

（3）吸引　不常规进行口鼻咽部及气道吸引，以免增加心动过缓和呼吸抑制的风险。如新生儿气道有较多分泌物且呼吸不畅，可用吸引球或吸痰管清理气道，先口后鼻（图 7-1-3）。应限制吸痰管插入的深度和吸引时间，吸引负压 80～100mmHg（1mmHg = 0.133kPa）。

（4）羊水胎粪污染时的处理　当羊水粪染时，首先评估新生儿有无活力：有活力时，继续初步复苏；无活力时，应在 20 秒内完成气管插管及吸引胎粪（图 7-2-4）。

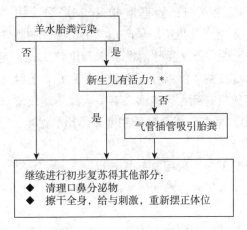

图 7-2-4　胎粪吸引的评估

注：*无活力为肌张力低、无呼吸或喘息样呼吸、心率 < 100 次/分，3 项具备 1 项

胎粪吸引管的使用：施行气管内吸引胎粪时，将胎粪吸引管直接连接气管导管。吸引时，复苏者用手指按住胎粪吸引管的侧孔使其产生负压，边吸引边退出气管导管，3～5 秒内完成。如不具备气管插管条件而新生儿无活力，应快速清理口鼻后立即使用面罩气囊开始正压通气。

（5）擦干和刺激　快速彻底擦干头部、躯干和四肢，拿掉湿毛巾。彻底擦干即是对新生儿的刺激以诱发自主呼吸。如仍无呼吸，用手轻拍或手指弹患儿足底或摩擦背部 2 次以诱发自主呼吸（图 7-1-4）。如这些努力无效表明新生儿处于继发性呼吸暂停，需要正压通气。

（6）评估呼吸和心率　初步复苏后，应观察新生儿呼吸状况并评估心率。心前区听诊是最初评估心率的首选方法，计数心率 6 秒，数值乘以 10 即得出每分钟心率。

3. 正压通气 新生儿复苏成功的关键是建立充分的通气。

（1）指征 ①呼吸暂停或喘息样呼吸。②心率 <100 次/分。

对有以上指征者，要求在"黄金一分钟"内实施有效的正压通气。如果新生儿有呼吸，心率 >100 次/分，但有呼吸困难或持续发绀，应清理气道，监测脉搏血氧饱和度，可常压给氧或给予持续气道正压通气，特别是早产儿。有自主呼吸的早产儿，出生后如需即刻呼吸支持，应给予持续气道正压通气而不是气管插管正压通气。

（2）方法

1）压力 通常情况下吸气峰压为 20～25cmH$_2$O（1cmH$_2$O = 0.098kPa），少数病情严重的新生儿可用 2～3 次 30cmH$_2$O 压力通气。对需要正压通气的新生儿，

最好同时提供呼气末正压。临床常用的新生儿复苏囊（250ml），使用前要检查减压阀，有条件时应具备呼气末正压的复苏囊并配备压力表。T - 组合复苏器（T - Piece）是一种由气流控制、有压力限制的机械装置，能提供恒定的吸气峰压及呼气末正压，维持功能残气量，有助于提高早产儿复苏效率和安全性。T - 组合复苏器使用前需连接压缩气源，采用空氧混合仪调节氧浓度。需预先设定吸气峰压 20～25cmH$_2$O、呼气末正压 5cmH$_2$O、最大气道压 40cmH$_2$O。

2）频率和吸气时间 正压通气的频率是 40～60 次/分。用"吸 - 2 - 3"的节律大声计数以保持正确的速率。无论足月儿还是早产儿，正压通气的吸气时间 ≤1 秒。

3）用氧 推荐使用空氧混合仪及脉搏血氧饱和度仪。无论足月儿还是早产儿，正压通气均须在脉搏血氧饱和度仪的监测指导下进行。足月儿和胎龄 ≥35 周早产儿开始用 21% 氧气进行复苏。由于使用纯氧与死亡风险增高有关，故不建议常规使用。胎龄 <35 周早产儿自 21%～30% 氧气开始，根据脉搏血氧饱和度调整给氧浓度，使脉搏血氧饱和度达到目标值（图 7 - 2 - 3）。

在缺乏相应设备的情况下，可采用复苏气囊得到 3 种氧浓度：①气囊不连接氧源，氧浓度为 21%（空气）；②连接氧源，不加储氧器，氧浓度为 40%；③连接氧源，加储氧袋状，氧浓度为 100%。

脉搏血氧饱和度仪的传感器应置于新生儿右上肢（即动脉导管前位置，通常是手腕或手掌）。先将传感器与婴儿连接，再连接传感器与仪器，有助于最迅速地获取信号。

4）判断通气有效性 有效的正压通气表现为胸廓起伏良好，心率迅速增加。正压通气开始后，边操作边观察胸廓是否起伏，同时连接脉搏血氧饱和度仪，考虑使用 3 - 导联心电监测。为了更快速、准确地评估心率，在胸外按压时，应使用 3 - 导联心电监测，以提供持续的心率评估。

5）矫正通气步骤 如未达到有效通气，需做矫正通气步骤。首先，检查面罩和面部之间是否密闭；其次通畅气道，可调整体位为鼻吸气位、清理气道分泌物、使新生儿的口张开；最后，适当增加通气压力。上述步骤无效时，进行气管插管或使用喉罩气道。

6）评估及处理 30 秒有效正压通气后评估新生儿心率。如心率 ≥100 次/分，逐渐降低正压通气的压力和频率，同时观察自主呼吸是否良好。如心率持续 >100 次/分，自主呼吸好，则逐渐停止正压通气。如脉搏血氧饱和度未达到目标值，可常压给氧。如心率在 60～

99 次/分，再次评估通气的有效性，必要时再做矫正通气步骤，可考虑气管插管正压通气。如心率 <60 次/分，再次评估通气的有效性，必要时再做矫正通气步骤，给予气管插管增加氧浓度至 100%，连接 3 – 导联心电监测，开始胸外按压。

7）其他 持续面罩气囊正压通气（>2 分钟）可造成胃充盈，需经口插入胃管，用注射器抽出胃内气体，并保持胃管远端处于开放状态。

4. 气管插管

（1）指征 ①气管内吸引胎粪。②面罩气囊正压通气无效或需长时间正压通气。③需胸外按压。④经气管注入药物（肾上腺素、肺表面活性物质）。⑤特殊复苏情况，如先天性膈疝等。

（2）准备 新生儿气管插管所需的器械和用品应放置在一起，在产房、手术室、新生儿室和急救室随时备用。常用的气管导管为不带套囊、不透射线且有刻度标识的直管。如使用金属导丝，其前端不可超过管端。气管导管型号（导管内径）的选择见表 7 – 2 – 2。

表 7 – 2 – 2 不同气管导管内径适用的新生儿出生体重和胎龄

导管内径（mm）	新生儿出生体重（g）	胎龄（周）
2.5	<1000	<28
3.0	1000 ~ 2000	28 ~ 34
3.5	>2000	>34

（3）方法 将新生儿置于轻度仰伸位。左手持喉镜，使用带直镜片（早产儿用 0 号，足月儿用 1 号）的喉镜经口气管插管。喉镜镜片应沿舌面右侧滑入，推进镜片直至其顶端达会厌软骨谷，暴露声门，插入气管导管，使导管声带线标识达声带水平，即管端置于声门与气管隆凸之间，接近气管中点。整个操作要求在 20 ~ 30 秒内完成。

（4）插管深度（唇端距离）

1）公式法 出生体重（kg）+（5.5 ~ 6.0）cm。

2）胎龄和体重法 见表 7 – 2 – 3。

表 7 – 2 – 3 不同出生体重新生儿气管导管插入深度

胎龄（周）	新生儿体重（g）	插入深度（cm）
23 ~ 24	500 ~ 600	5.5
25 ~ 26	700 ~ 800	6.0
27 ~ 29	900 ~ 1000	6.5
30 ~ 32	1100 ~ 1400	7.0
33 ~ 34	1500 ~ 1800	7.5
35 ~ 35	1900 ~ 2400	8.0
38 ~ 40	2500 ~ 3100	8.5
41 ~ 43	3200 ~ 4200	9.0

（5）判断插管成功的方法 ①胸廓起伏对称。②听诊双肺呼吸音一致。③无胃部扩张。④呼气时导管内有雾气。⑤心率和脉搏血氧饱和度上升。

5. 喉罩气道 喉罩气道是用于正压通气的气道装置，多用于体重 ≥2000g 的新生儿。

（1）适应证　①新生儿存在口、唇、舌、上腭和颈部的先天性畸形，面罩气囊难以形成良好的气道密闭，或使用喉镜观察喉部有困难或不可能。②面罩气囊正压通气无效及气管插管不可能或不成功。

（2）方法　喉罩气道由一个可充气的软椭圆形边圈（喉罩）与弯曲的气道导管连接而成。弯曲的喉罩越过舌产生比面罩更好的气道密闭和更有效的双肺通气。采用"盲插"法，用示指将喉罩罩体开口向前插入新生儿口腔，并沿硬腭滑入，至不能推进为止，使喉罩气囊环置于声门上方。向喉罩边圈注入 2~4ml 空气并使充气控制球达到适当压力，使喉罩覆盖声门。喉罩气道导管可直接连接复苏气囊或 T-组合复苏器进行正压通气。

6. 胸外按压

（1）指征　有效正压通气 30 秒后，心率 <60 次/分。在正压通气的同时，开始胸外按压。

（2）方法　胸外按压的位置为胸骨下 1/3（两乳头连线中点下方），避开剑突。按压深度为胸廓前后径的 1/3。按压和放松的比例为按压时间稍短于放松时间，放松时拇指不应离开胸壁。胸外按压采用拇指法，操作者双手拇指端按压胸骨，根据新生儿体型不同，双拇指重叠或并列，双手环抱胸廓支撑背部。拇指法可改善新生儿血压和减少操作者疲劳。胸外按压时，需气管插管进行正压通气，将氧浓度提高至 100%，同时进行脉搏血氧饱和度和 3-导联心电监测，考虑脐静脉置管。

（3）胸外按压与正压通气的配合　由于通气障碍是新生儿窒息的首要原因，胸外按压务必与正压通气同时进行。胸外按压与正压通气的比例应为 3:1，即每 2 秒有 3 次胸外按压和 1 次正压通气，达到每分钟约 120 个动作。胸外按压者大声喊出"1-2-3-吸"，其中"1-2-3"为胸外按压，"吸"为助手做正压通气配合。

（4）胸外按压时心率的评估　研究显示，胸外按压开始后 60 秒新生儿的自主循环可能才得以恢复。因此，应在建立了协调的胸外按压和正压通气 60 秒后再评估心率。尽量避免中断胸外按压，因为按压停止后，冠状动脉灌注减少，延迟心脏功能的恢复。如心率 ≥60 次/分，停止胸外按压，以 40~60 次/分的频率继续正压通气。如心率 <60 次/分，检查正压通气和胸外按压操作是否正确，以及是否给予了 100% 氧。如通气和按压操作皆正确，做紧急脐静脉置管，给予肾上腺素。为便于脐静脉置管操作，胸外按压者移位至新生儿头侧继续胸外按压。

7. 给药　新生儿复苏时很少需要用药。新生儿心动过缓通常源于肺通气不足及严重缺氧，纠正心动过缓最重要的步骤是有效的正压通气。

（1）肾上腺素

1）指征　有效的正压通气和胸外按压 60 秒后，心率持续。

2）剂量　应使用 1:10000 的肾上腺素。静脉用量 0.1~0.3ml/kg；气管内用量 0.5~1ml/kg。

3）方法　首选脐静脉给药。如脐静脉置管尚未完成或没有条件行脐静脉置管时，可气管内快速注入，若需重复给药，则应选择静脉途径。静脉给药后用 1~2ml 0.9% 氯化钠溶液冲管，气管内给药后要快速挤压气囊几次，确保药物迅速进入体内。骨髓腔也是给药途径之一。

必要时间隔 3~5 分钟重复给药。如果在血管通路建立之前给予气管内肾上腺素无反应，则一旦建立静脉通路，不需要考虑间隔时间，即刻静脉给予肾上腺素。

（2）扩容剂

1）指征　根据病史和体格检查，怀疑有低血容量的新生儿（尽管给予了正压通气、胸外按压和肾上腺素，心率仍然 3 秒）、心音低钝和大动脉搏动微弱。如无低血容量表现或急性失血史，不常规扩容。

2）扩容剂　0.9%氯化钠溶液。

3）方法　首次剂量为 10ml/kg，经脐静脉或骨髓腔 5~10 分钟缓慢推入。必要时可重复使用。不推荐采用外周静脉进行扩容治疗。

（3）其他　分娩现场新生儿复苏时不推荐使用碳酸氢钠。

（4）脐静脉置管　脐静脉是静脉给药的最佳途径，用于注射肾上腺素及扩容剂。当新生儿需要正压通气及胸外按压、预期使用肾上腺素或扩容时，复苏团队中的 1 名成员应放置脐静脉导管，而其他人员继续进行正压通气和胸外按压。置管方法：常规消毒铺巾，沿脐根部用无菌粗棉线打一个松结，如断脐后有出血，可将此结拉紧。在夹钳下离脐根部约2cm 处用手术刀切断脐带，可在 11、12 点位置看到大而壁薄的脐静脉。脐静脉导管连接三通和 5ml 注射器，充以生理盐水，导管插入脐静脉，导管尖端深入脐根部以下 2~4cm，抽吸有回血即可。早产儿插入脐静脉导管要稍浅。避免将空气推入脐静脉。

（五）复苏的特殊情况

按照流程规范实施新生儿复苏后，如无良好的胸廓运动、未闻及呼吸音、持续发绀，可能存在某些特殊情况（表 7-2-4）。新生儿持续发绀或心动过缓可能为先天性心脏病，但此类患儿很少在生后即刻发病，因此所有无法成功复苏的原因几乎都是通气问题。如果复苏的所有步骤均已完成，而心率始终无法检测到，应在生后 20 分钟后与团队和患儿监护人讨论，做出继续复苏或停止复苏的决定。决定应个体化。对于生存机会很小、可能早期死亡或有严重合并症的新生儿，经专家讨论，监护人参与决策，可以不进行复苏或仅给予有限步骤的复苏。

表 7-2-4　新生儿复苏的特殊情况

特殊情况	病史/临床表现	改善措施
气道梗阻		
后鼻孔闭锁	哭时红润，安静时发绀；用吸痰管经鼻孔插入后咽不能通过	经口插入口咽气道或大号气管导管至口咽部
口咽部气道畸形（Pierre-Robin 综合征）	小下颌，仰卧时吸气性呼吸困难	俯卧位；经鼻插入小号气管导管至后咽深部，或喉罩气道
肺部病变		
气胸	突发呼吸困难，持续发绀；患侧呼吸音减弱，胸壁透光试验阳性	胸腔穿刺术
胸腔积液	呼吸困难，持续发绀；呼吸音减低，常伴有全身水肿	气管插管，正压通气；胸腔穿刺术，引流放液
先天性膈疝	宫内诊断，生后呼吸困难、持续发绀、双肺呼吸音不对称、舟状腹	气管插管，正压通气；插入胃管排气

（六）复苏后监护

接受长时间正压通气或高级复苏（如气管插管、胸外按压或给予肾上腺素）的新生儿可能有病情变化的风险，稳定后应在 NICU 接受密切监护和治疗。对于胎龄≥36 周的新生儿，如果接受了高级复苏，应评估有无新生儿缺氧缺血性脑病的证据，以确定是否符合亚低温治疗标准。有中 - 重度新生儿缺氧缺血性脑病时，应按照相应的诊疗规范进行亚低温治疗。接受复苏的新生儿应及时检测脐动脉血气，尽快监测血糖水平，并给予相应的治疗；同时应进行各器官系统功能监测，并对症处理。新生儿稳定后，如体温 < 36℃（无计划进行亚低温治疗）应立即进行复温，以避免低体温相关并发症的发生（包括死亡率增加、脑损伤、低血糖和呼吸窘迫）。快速（0.5℃/h）或慢速（小于 0.5℃/h）复温均可。

（七）团队合作和复苏培训

良好的团队合作是复苏成功的关键。对每一次复苏，强调复苏前讨论和复苏后总结的重要性。复苏前讨论评估危险因素、制订复苏预案，以使相关人员做好准备，从而降低不良风险。复苏后应对复苏的行动和决策过程进行总结，以不断提高复苏技能，促进团队合作。参与新生儿复苏的团队和个人，包括医疗机构中所有产科、儿科、麻醉科等参与分娩的医护人员，均要熟练掌握相关知识和技能，具备有效的执行力。持续的强化培训可以改善新生儿复苏的结局，故应至少每 2 年进行一次复训，更频繁的复训会更有利于知 识和技能的巩固。各分娩机构应将定期复苏培训和考核制度化，注重复苏技能的操作演练，推荐以案例模拟和参与式反馈为主要培训形式。

（八）早产儿复苏后关注的问题

1. 体温管理 置于合适中性温度的暖箱。对胎龄 < 32 周早产儿复苏时可采用塑料袋保温（见初步复苏部分）。

2. 正压通气时控制压力 早产儿由于肺发育不成熟，通气阻力大，不稳定的间歇正压给氧易使其受伤害。正压通气需要恒定的吸气峰压及呼气末正压，推荐使用 T - 组合复苏器进行正压通气。

3. 避免肺泡萎陷 胎龄 < 30 周、有自主呼吸或呼吸困难的早产儿，产房内尽早使用持续气道正压通气。根据病情选择性使用肺表面活性物质。

4. 维持血流动力学稳定 由于早产儿生发层基质的存在，易造成室管膜下 - 脑室内出血。心肺复苏时要特别注意保温，避免使用高渗药物，注意操作轻柔，维持颅压稳定。

5. 缺氧后器官功能监测 围产期窒息的早产儿因缺氧缺血易发生坏死性小肠结肠炎，应密切观察，延迟或微量喂养。注意尿量、心率和心律。

6. 减少氧损伤 早产儿对高动脉氧分压非常敏感，易发生氧损害。需要规范用氧，复苏开始时给氧浓度应低于65%，并进行脉搏血氧饱和度或血气的动态监测，使血氧饱和度维持在目标值，复苏后应使血氧饱和度维持在90% ~95%。定期眼底检查随访。

》想一想

想一想 1　产妇，29 岁，孕足月、G₂P₁，因"规律腹痛伴血性分泌物 8 小时"入院。体格检查：未发现阳性体征；产检：宫高、腹围、胎心、胎位等均正常。辅助检查：彩超提示单胎头位。双顶径 9.28cm，HC 32.4cm，AC 35.1cm，FL 7.34cm，胎心率 131 次/分，S/D 2.4，AFI 9.36cm，胎盘Ⅲ度，位于前壁，厚度 >4cm，胎盘下缘距内口 >4cm，胎儿颈部未见脐血流信号。现病史：现妊娠 39 周$^{+3}$，自觉腹痛伴血性分泌物至今，无明显阴道流液，胎动正常，NST 提示有反应，有规律宫缩，间隔 4~5 分钟，持续 10 秒。入院后 3 小时胎膜自破，羊水清亮，胎心监护显示有几次胎心晚期减速，产程进展快，30 分钟后宫口全开，20 分钟后在会阴保护下经阴道顺娩一活女婴。家族史：父母体健，否认家族性及遗传性病史。该女婴娩出后有呼吸暂停和肌张力低下。

工作任务：

1. 所有新生儿出生后都需进行新生儿复苏吗？

2. 新生儿 Apgar 评分是否可以用于指导复苏？

3. 新生儿出生后呼吸建立失败应如何处理？

4. 如何正确实施新生儿复苏？

想一想 2　该女婴娩出后有呼吸暂停和肌张力低下，立即置辐射台上，摆正体位，开放气道。用吸引球吸出口鼻腔分泌物。用预热的毛巾擦干全身，拿走湿毛巾，重新摆正体位，轻拍足底刺激呼吸。采取以上措施后新生儿仍然没有自主呼吸。

工作任务：

1. 该新生儿初步复苏失败的原因有哪些？

2. 接下来应该如何进行复苏？

练 习 题

一、单项选择题

1. 胸外按压的指征正确的是

　　A. 心率 <100 次/分

　　B. 正压通气 30 秒后

　　C. 有效正压通气 30 秒后，心率 <60 次/分

　　D. 有效正压通 30 秒后，心率 <100 次/分

2. 新生儿复苏过程中，以下哪一项是最重要和最有效的措施

　　A. 给氧　　　　　B. 胸外按压　　　　　C. 正压通气　　　　　D. 给肾上腺素

3. 出生体重 3kg 的新生儿，复苏过程静脉使用 1∶10000 肾上腺素的剂量为

　　A. 0.6ml　　　　　B. 1ml　　　　　C. 1.5ml　　　　　D. 2ml

4. 重建充分的通气通常会导致新生儿心率的改善方式是

　　A. 逐渐　　　　　　B. 迅速　　　　　　C. 缓慢　　　　　　D. 不变

二、多项选择题

5. 新生儿低体温的危害有

　　A. 低血糖　　　　　B. 脑损伤　　　　　C. 死亡　　　　　　D. 凝血功能异常

6. 判断插管成功的方法是

　　A. 胸廓起伏对称　　　　　　　　　　B. 听诊双肺呼吸音一致

　　C. 无胃部扩张　　　　　　　　　　　D. 呼气时导管内有雾气

　　E. 心率和脉搏血氧饱和度上升

（史　甜　熊　蕾）

项目八　产后康复指导

◎ 学习目标

知识目标

1. 掌握产后康复的概念。

2. 熟悉产后盆底功能障碍原因及早期损伤表现；产后盆底康复治疗的方法。

3. 了解盆腔器官脱垂定量分度法。

能力目标

能识别产后盆底功能障碍性疾病并对产妇进行产后康复指导

思政目标

对产妇具有同理心、责任心、爱心。

任务一　认识产后康复及其意义

产后康复是指女性分娩后，经过心理评估、合理营养、适当运动、伤口护理、针对性康复训练（主要是盆底康复训练、理疗），有效避孕，避免异位妊娠，恢复心理、机体健康的过程。

女性的盆底肌肉，承托和支持着膀胱、子宫、直肠等盆腔脏器，使这些盆腔脏器维持正常的解剖位置之外，还参与了控制排尿、排便，维持阴道的紧缩度，增加性快感等多项生理活动。女性在妊娠期间，血清松弛素浓度会高度升高，导致细胞外基质分解，抑制新胶原蛋白的合成，进而增加关节的灵活性，使骨盆柔韧性增加和稳定性下降。同时，随着胎儿及其附属物生长发育，孕妇腹腔压力和盆腔脏器自重增加了盆底肌肉负荷，持续盆腹腔压力增加使盆底肌肉功能障碍性疾病发生率增加，如盆底肌筋膜疼痛（会阴部疼痛、性交疼痛、腰骶部疼痛等）、产后尿失禁、盆腔器官脱垂、性生活质量下降、产后排便异常等。临床研究发现，约30%产后女性出现尿失禁，20%～25%的产后女性出现骨盆疼痛。产后3个月内，约70%妇女存在性问题（性交疼痛占第一位）。同时，医源性因素作为盆底功能障碍的致病诱因逐渐引起人们重视，如胎儿体重过大、会阴切开、阴道助产、会阴阴道裂伤缝合术后。因此，对产后42天左右妇女常规进行盆底功能检查及康复训练，能有效减少远期盆腔脏器脱垂、尿失禁、性生活不满意等盆底功能障碍性疾病发生。同时，经适当锻炼、康复理疗，能恢复盆底神经及肌肉功能和稳定骨盆，产后阴道更好地恢复到孕前紧缩状态，提高性生活质量。

任务二　产后盆底康复

子任务一　认识产后盆底功能障碍

女性盆底功能障碍（female pelvic floor dysfunction，FPFD）性疾病是指盆底组织因妊娠分娩损伤、衰老等病因造成盆底组织结构发生病理改变，最终导致相应器官功能障碍系列疾患。其临床表现为尿失禁等下尿路症状，盆腔器官脱垂、粪失禁等下消化道症状，性功能障碍及盆腔疼痛等症状。女性盆底功能障碍性疾病是影响妇女身心健康及生活质量的一个重要公共卫生问题。妊娠和分娩是 FPFD 的独立危险因素。

产后 FPFD 的病因如下。

1. 妊娠期随着子宫增大，重力作用对盆底的慢性牵拉，造成不同程度的软组织损伤。

2. 妊娠激素水平变化改变了盆底结缔组织的胶原代谢，导致盆底支持结构减弱。

3. 分娩时盆底受胎头挤压，盆底拉伸延长，肌肉高度扩张，使盆底发生去神经改变，结缔组织间连接发生分离等变化。

4. 难产、器械助产等引起盆底及尿道周围组织的损伤，膀胱颈位置及活动度改变，尿道闭合压下降。

5. 妊娠及分娩过程中，肛提肌及阴部神经机械性损伤在 FPFD 的发生过程中起重要作用。

子任务二　产后康复评估流程

在产后六周左右，进行病史采集、妇科常规检查及盆底肌肉功能评估等。

（一）病史采集

1. 基本信息　年龄、体重（kg）、身高（cm）、家庭住址、职业、长期服务及随访联系方式。

2. 产科病史　妊娠次数、分娩次数、胎儿体重等一般情况；产程时长、软产道裂伤等本次分娩情况等。

3. 产褥期基本情况　了解产褥期休息、睡眠、饮食及母乳喂养状况；恶露持续时间，会阴伤口及剖宫产伤口恢复情况；进行血尿常规检查，根据产妇情况可进行妇科及盆腔超声等检查。

（二）盆底功能有关症状调查

为更客观地反映产妇有关症状，可根据产妇具体病情酌情选择相关症状的问卷：盆底功能障碍问卷、国际尿失禁咨询委员会问卷中国版简表、尿失禁（ICIQ - UI）、尿失禁生活质量问卷（I - QOL）、Cleveland 便秘评分系统、便秘患者生活质量量表（PAC - QOL）、大便失禁的严重程度指数评价问卷（the fecal incontineces - everity index，FISI）、大便失禁生活质量评价问卷（the validated fecal incontinence quality of life，FIQL - lity）、性生活质量问卷等。

（三）产后盆底肌肉检查及评估

1. 询问病史　包括产后是否合并便秘、咳嗽、负重、久站、久坐、久蹲等，糖尿病等疾病是导致 FPFD 的高危因素。

2. 常规检查　主要包括会阴情况和一般妇科检查。

会阴检查主要检查会阴有无伤口，伤口愈合情况，有无红肿、硬结、触痛或压痛，会阴体弹性，阴道口能否闭合，最大屏气向下用力时会阴平面下移度及同坐骨结节平面的关系，检查会阴骶神经分布区域的痛温觉，了解有无神经损伤（会阴感觉、肛门括约肌肌力、球海绵体肌反射）。

3. 盆底肌肉功能评估　主要包括盆底肌力和阴道收缩压。

盆底肌力主要评估肌肉收缩强度能否对抗阻力，肌肉收缩持续时间及疲劳度、对称性，重复收缩能力及快速收缩次数。

直肠检查用于评价在休息状态下及自主收缩状态下的肛门括约肌有无受损。

阴道收缩压表示阴道浅深肌层的综合肌力水平。

4. 盆腔脏器脱垂定量分度法　如发生盆腔器官脱垂，则需行盆腔器官脱垂定量（pelvic organ prolapse quantitation，POP-Q）分度法（表 8-2-1，表 8-2-2）。此分度法是利用阴道前壁、阴道顶端、阴道后壁各 2 个解剖指示点与处女膜关系来界定盆腔器官的脱垂程度。与处女膜平行以 0 表示，位于处女膜以上用负数表示，处女膜以下用正数表示，阴道前壁的两个点位 Aa 和 Ba 点，阴道顶端的两个点为 C 和 D，阴道后壁的两个点 Ap 和 Bp，分别对应 POP-Q 分度 Aa 和 Ba 评估应在向下用力屏气时脱垂最大限度时进行。

表 8-2-1　盆腔脏器脱垂分度指示点（POP-Q 分度法）

指示点	内容描述	范围
Aa	阴道前壁中线距处女膜 3cm 处	-3 ~ +3 之间
Ba	阴道顶端或前穹窿到 Aa 点之间阴道前壁上段中的最远点	在无阴道脱垂时，此点位于 -3，在子宫切除术后阴道完全外翻时，此点将为 +TVL
C	宫颈或子宫切除后阴道顶端所处的最远端	-TVL ~ +TVL 之间
D	有宫颈时的后穹窿的位置	-TVL ~ +TVL 之间或空缺（子宫切除后）
Ap	阴道后壁中线距处女膜 3cm 处，Ap 与 Aa 点相对应	-3 ~ +3 之间
Bp	阴道顶端或后穹窿到 Ap 点之间阴道后壁上段中最远点，Bp 与 Ap 点相对应	在无阴道脱垂时，此点位于 -3，在子宫切除术后阴道完全外翻时，此点将为 +TVL

注：TVL 为总阴道长

表 8-2-2　盆腔器官脱垂分度（POP-Q 分度法）

分度	内容
0	无脱垂，Aa、Ap、Ba、Bp 均在 -3 处，C、D 两点在阴道总长度和阴道总长度 -2cm 之间，即 C 或 D 点量化值 <（TVL -2cm）
Ⅰ	脱垂最远端在处女膜平面上 >1cm，即量化值 < -1cm
Ⅱ	脱垂最远端在处女膜平面上 >1cm，即量化值 > -1cm，但 < +1cm
Ⅲ	脱垂最远端超过处女膜平面上 >1cm，但小于阴道总长度 -2cm，即量化值 > +1cm，但小于（TVL -2cm）
Ⅳ	下生殖道呈全长外翻，脱垂最远端即宫颈或阴道残端脱垂超过阴道总长度 -2cm，即量化值 >（TVL -2cm）

5. 影像学检查 评估盆底肌形态学变化和腹直肌间距变化（盆底三维超声、MRI、腹直肌间超声）。

6. 三维体态评估 利用人工智能技术，对脊柱形态、角度、骨盆、肩部、下肢、整体形态进行测量和评估。

子任务三　产后盆底康复措施

（一）产后早期盆底损伤表现

1. 阴道分娩后会引起盆底肌收缩力量减弱 产后 8 个月盆底括约肌收缩力尚不能恢复到产前水平，34% 妇女产后 6 周不能主动有效收缩盆底肌肉。

2. 盆底神经的损伤 阴部神经损伤导致盆底肌肉收缩时间延长。

3. 对尿道控尿机制影响 尿道关闭压力降低，有效尿道长度缩短。

（二）产后盆底功能康复治疗

产后盆底功能障碍防治应将盆底部和腹部的盆底功能障碍进行一体性防治，产后盆底功能障碍防治效果明显；结合使用多种治疗手段比单独使用一种治疗手段效果更佳。

1. 适应人群

（1）产后有盆底功能障碍症状者。

（2）预防产后出现盆底功能障碍引起并发症者。

（3）产后 6～8 周盆底功能减退或功能不全者。

（4）盆底部和腹部肌肉收缩之间生理协同作用困难者。

2. 禁忌证

（1）产后恶露未净或月经期，禁止使用阴道内的器械进行相关康复治疗。

（2）泌尿生殖系统急性炎症。

（3）合并恶性盆腔脏器肿瘤者。

（4）产妇有精神及心理障碍，或痴呆、癫痫等神经系统疾病。

（5）安装心脏起搏器者。

以上情况，在产后盆底功能障碍物理治疗中避免使用电磁刺激治疗及生物反馈治疗。

3. 产后康复治疗 产后整体康复治疗包括盆底肌治疗、脊柱骨盆治疗、腹直肌分离治疗等。以下主要介绍盆底肌治疗。

治疗时间：分娩后 6～8 周。

治疗前准备：医护人员在简单的人体解剖图帮助下向孕产妇解释问题起因，描述采用的治疗方法，获得患者知情同意，并使患者了解在每次治疗之间进行个人练习的重要性。

治疗目的：消除患者盆底部疼痛，恢复盆底肌张力和协调性。

治疗方案：盆底肌肉锻炼、生物反馈、电刺激、磁刺激、手术治疗。

（1）盆底肌肉锻炼

1）凯格尔操锻炼

①目的：增强支持尿道、膀胱、子宫和直肠等盆腔器官盆底张力，增加尿道阻力，恢复松弛盆底肌，达到预防和治疗盆腔器官脱垂、尿失禁和大便失禁的目的。

②训练方法：指导人员指导产妇将示指、中指置于阴道内，收缩肛门时，手指周围感觉到有压力包绕，即为正确的肌群收缩。

③护理要点：在收缩盆底肌群的同时要尽量避免其他肌肉，如大腿、背部和腹部肌肉收缩。训练前应对肛提肌强度和收缩情况等进行全面评估，制定出个性化培训方案。训练强度和时间可以逐渐增加，开始每次收缩尿道、肛门和会阴每次收紧不少于3秒，连续15～30分钟为一单元，每天进行2～3个单元，4～6周为1个疗程。训练可以在一天中任何时间进行，取站立、仰卧和坐位等任何体位均可进行。训练时排空膀胱、双膝并拢、呼吸深而缓至少持续8～10周，最好可终身进行。

2）盆底康复器（阴道哑铃）　盆底康复器是1985年Plevnik介绍的加强盆底肌方法，由带有金属内芯的医用材料塑料球囊组成，球囊形状和体积相同，重量20～70g不等，或重量相同直径大小不等，尾部有一根细线，方便从阴道取出。盆底康复器常分5个重量级，编号为1～5，重量逐步增加。具有简单、方便、安全、有效、无副反应等特点，属初级的生物反馈治疗。

训练方法：将阴道哑铃送到阴道内，并进行收缩，放置时间从1分钟开始，逐渐延长至10分钟，当患者适应后，推荐每天1次，每次15分钟，连续3个月。随着锻炼时间增加，逐渐增加阴道哑铃重量，以达到更加锻炼效果。阴道哑铃需专人专用，不可交叉使用，使用后应清洗晾干后备用（图8－2－1）。

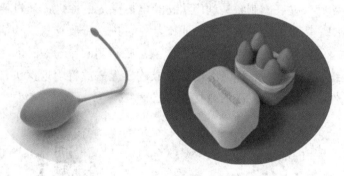

图8－2－1　阴道哑铃

（2）生物反馈治疗　通过高科技仪器将盆底肌生物活动情况以声音、图像等直观形式，实时形象表现出来，协助女性在治疗中避免腹肌、臀肌等不该用力的肌肉收缩，以达到主动、正确收缩盆底肌肉的目的。进行生物反馈治疗时，仪器能正确检测到正确收缩盆底肌肉，医务人员根据收缩情况指导女性很好、有选择性地收缩和放松盆底肌，保持其他肌肉松弛，为每位女性定制个性化的治疗程序，指导训练。

1）训练方法　通过专业仪器，对每位产后女性盆底功能进行评估，根据个体情况选择不同生物反馈程序进行盆底肌肉锻炼。

2）护理要点　恶露未净、有阴道流血、月经期女性不宜生物反馈治疗。训练程序可根据训练情况进行调整，及时和患者进行沟通，了解训练后不良反应及时处理。要求患者持续训练以保证肌肉锻炼效果，一般产褥期后即进行治疗，隔日1次，10次为一个疗程，盆底功能较差者可进行多个疗程治疗。

（3）电刺激治疗　电刺激是指用特定参数电流，刺激盆腔组织器官或支配区域神经纤维，通过对效应器官直接作用，或对神经通路活动影响，改变膀胱、尿道功能状态，以改善储尿或排尿功能。电刺激不仅可以作用于盆底肌，还可以作用于逼尿肌，抑制其不稳定收缩，达到治疗急迫性尿失禁的作用。盆底肌电刺激平均有效率在50%以上。其主要不良反应为少数患者因反复操作可能发生的阴道激惹和感染（图8-2-2）。

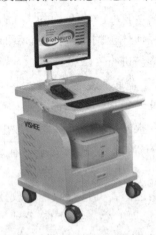

图8-2-2　生物反馈治疗仪

（4）磁刺激治疗　盆底磁刺激是利用法拉第电磁感应的原理，通过变化的脉冲磁场作用于盆底肌肉组织，产生感应电流，提高肌肉活性，进一步改善盆底功能。同时感应电流因达不到疼痛兴奋的阈值，所以不会引起疼痛。盆底磁刺激作为一种非侵入技术，可穿透骨骼、脂肪等组织，到达深处，患者无需穿脱衣物，无需放置阴道探头，从而减少妇科炎症的发生，安全性高，因此更易被患者接受（图8-2-3）。

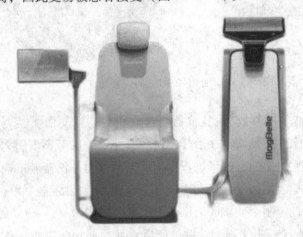

图8-2-3　盆底磁刺激治疗仪

（5）手术治疗　一般产后1年停止母乳喂养后，对于保守治疗失败、症状明显、盆腔脏器脱垂超出处女膜且有症状者（POP－Q分度法Ⅱ度以上者）或要求手术治疗者，可选用手术治疗。手术治疗的方法有：盆底重建术、耻骨后经阴道膀胱颈悬吊术式和腹腔镜下子宫韧带悬吊术等。

（三）选择剖宫产无法防止产后盆底功能障碍发生

1. 妊娠本身对盆底有重要影响：整个妊娠期间，子宫重量逐渐增加，子宫在盆腔、腹腔位置逐渐变得垂直，到妊娠晚期，子宫几乎变成一垂直器官，更大力量直接压向盆底支持组织。同时，妊娠晚期盆底韧带胶原溶解增加，韧带松弛，宫颈环受到的合力虽然是向后下的，但以向下为主，作用于生殖裂孔，因此，妊娠期间已逐渐发生盆底功能损害。

2. 妊娠 30～34 周时，约 50% 孕妇存在尿失禁，多胎妊娠妇女妊娠期间及产后更易并发尿失禁，多次（3 次以上）剖宫产患者尿失禁发生率增高。

总之，选择性剖宫产无法有效避免女性盆底功能损害，预防盆腔脏器脱垂、尿失禁、产后性生活质量低下等疾病发生，而且，非医学指征剖宫产率上升，对新生儿近远期健康存在影响，孕产妇的风险反而增加，剖宫产后子宫瘢痕的形成影响下次妊娠结局，因此，应严格掌握剖宫产指征，通过有效产后康复，促进母亲早期恢复健康，进一步保障母婴安全。

（四）预防措施

1. 普及相关知识教育，提高孕妇对盆底疾病的认知程度。

2. 强化医务人员对盆底疾病的认识。

3. 孕产妇就诊时，妇产科医生应主动筛查有无尿失禁的问题。

4. 设立盆底功能障碍疾病专家门诊，方便广大女性患者就诊，指导产后女性常规进行盆底康复训练。

≫ 想一想

产妇，30 岁，G_2P_2，阴道分娩，会阴裂伤Ⅰ度，新生儿体重 3500g，产后 2 小时出血 200ml，无产后并发症，产后 42 天检查发现：改良牛津肌力测试 1 级，阴道前壁Ⅱ度膨出，自述产后偶有咳嗽、打喷嚏时小便不自主溢出，妇科检查盆底及会阴伤口处有疼痛。

工作任务：

1. 该产妇存在什么样的盆底功能障碍情况？

2. 该产妇需要做盆底康复治疗吗？怎样康复治疗？

3. 对该产妇应该采取怎样的家庭训练和如何进行康复指导？

练习题

单项选择题

1. 下列哪项是导致盆低功能障碍的独立因素

　　A. 年龄　　　　　　　　B. 妊娠分娩　　　　　　　C. 运动

　　D. 围绝经期　　　　　　E. 子宫肌瘤

2. 女性盆底功能障碍性疾病包括

　　A. 盆腔器官脱垂　　　　B. 尿失禁　　　　　　　　C. 慢性盆腔疼痛

D. 性功能障碍　　　　E. 以上均是

3. 产后盆底损伤的主要原因是

A. 妊娠和阴道分娩　　　B. 先天因素遗传、种族

C. 发育、体型　　　　　D. 不良生活习惯、职业

（魏琳娜）

附录 孕前和孕期保健指南（2018）

中华医学会妇产科学分会产科学组

孕前保健（preconception care）和孕期保健（prenatal care）是降低孕产妇和围产儿并发症的发生率及死亡率、减少出生缺陷的重要措施。通过规范化的孕期保健和产前检查，能够及早防治妊娠期合并症及并发症，及时发现胎儿异常，评估孕妇及胎儿的安危，确定分娩时机和分娩方式，保障母儿安全。2011年，中华医学会妇产科学分会产科学组组织国内有关专家制定了《孕前和孕期保健指南（第1版）》，这是我国制定的适宜我国国情的第1部"孕前和孕期保健指南"，通过该指南在全国的实施和推广，对规范我国的孕前检查和产前检查方案起到了重要的作用。近年来，由于对产前检查的方案又有了新的认识，特别是产前筛查相关技术的快速发展，为此，产科学组决定在《孕前和孕期保健指南（第1版）》的基础上，参考美国、英国、加拿大和WHO等发布的孕前和孕期保健指南，并遵循《中华人民共和国母婴保健法》、国家卫生和计划生育委员会发布的相关管理办法和技术规范，同时也考虑了卫生经济学的要求，制定了《孕前和孕期保健指南（2018）》。本指南的内容包括：健康教育及指导、常规保健内容、辅助检查项目（分为必查项目和备查项目）。其中健康教育及指导、常规保健内容和辅助检查的必查项目适用于所有的孕妇，有条件的医院或有指征时可开展备查项目。同时，本指南制定了简要表格，便于临床医师使用时快速参考。本指南仅适用于单胎妊娠、无妊娠并发症和合并症的孕妇。

孕前保健（孕前3个月）

孕前保健是通过评估和改善计划妊娠夫妇的健康状况，减少或消除导致出生缺陷等不良妊娠结局的风险因素，预防出生缺陷发生，提高出生人口素质，是孕期保健的前移。

一、健康教育及指导

遵循普遍性指导和个体化指导相结合的原则，对计划妊娠的夫妇进行孕前健康教育及指导，主要内容包括：（1）有准备、有计划地妊娠，尽量避免高龄妊娠。（2）合理营养，控制体质量增加。（3）补充叶酸0.4~0.8mg/d，或含叶酸的复合维生素。既往生育过神经管缺陷（NTD）儿的孕妇，则需每天补充叶酸4mg。（4）有遗传病、慢性疾病和传染病而准备妊娠的妇女，应予以评估并指导。（5）合理用药，避免使用可能影响胎儿正常发育的药物。（6）避免接触生活及职业环境中的有毒有害物质（如放射线、高温、铅、汞、苯、砷、农药等），避免密切接触宠物。（7）改变不良的生活习惯（如吸烟、酗酒、吸毒等）及生活方式；避免高强度的工作、高噪音环境和家庭暴力。（8）保持心理健康，解除精神压力，预防孕期及产后心理问题的发生。(9) 合理选择运动方式。

二、常规保健（针对所有计划妊娠的夫妇）

1. 评估孕前高危因素：(1) 询问计划妊娠夫妇的健康状况。(2) 评估既往慢性疾病史、家族史和遗传病史，不宜妊娠者应及时告之。(3) 详细了解不良孕产史和前次分娩史，是否为瘢痕子宫。(4) 生活方式、饮食营养、职业状况及工作环境、运动（劳动）情况、家庭暴力、人际关系等。

2. 体格检查：(1) 全面体格检查，包括心肺听诊；(2) 测量血压、体质量，计算体质指数（BMI）；(3) 常规妇科检查。

三、必查项目

包括以下项目：(1) 血常规；(2) 尿常规；(3) 血型（ABO 和 Rh 血型）；(4) 肝功能；(5) 肾功能；(6) 空腹血糖水平；(7) HBsAg 筛查；(8) 梅毒血清抗体筛查；(9) HIV 筛查；(10) 地中海贫血筛查（广东、广西、海南、湖南、湖北、四川、重庆等地区）。

四、备查项目

包括以下项目：(1) 子宫颈细胞学检查（1 年内未查者）；(2) TORCH 筛查；(3) 阴道分泌物检查（常规检查，及淋球菌、沙眼衣原体检查）；(4) 甲状腺功能检测；(5) 75 g 口服葡萄糖耐量试验（OGTT），针对高危妇女；(6) 血脂水平检查；(7) 妇科超声检查；(8) 心电图检查；(9) 胸部 X 线检查。

孕期保健

孕期保健的要求，是在特定的时间，系统提供有证可循的产前检查项目。产前检查的时间安排，要根据产前检查的目的来决定。

一、产前检查的次数及孕周

合理的产前检查次数及孕周不仅能保证孕期保健的质量，也可节省医疗卫生资源。WHO（2016 年）发布的孕期保健指南，将产前检查次数增加到 8 次，分别为：妊娠 < 12 周、20 周、26 周、30 周、34 周、36 周、38 周和 40 周。根据目前我国孕期保健的现状和产前检查项目的需要，本指南推荐的产前检查孕周分别为：妊娠 6 ~ 13 周$^{+6}$，14 ~ 19 周$^{+6}$，20 ~ 24 周，25 ~ 28 周，29 ~ 32 周，33 ~ 36 周，37 ~ 41 周。共 7 ~ 11 次。有高危因素者，酌情增加次数。

二、产前检查的内容

（一）首次产前检查（妊娠 6 ~ 13 周$^{+6}$）

1. 健康教育及指导　(1) 流产的认识和预防。(2) 营养和生活方式的指导（卫生、性生活、运动锻炼、旅行、工作）。根据孕前 BMI，提出孕期体质量增加建议，见表1。（3）继续补充叶酸 0.4～0.8mg/d 至孕3个月，有条件者可继续服用含叶酸的复合维生素。（4）避免接触有毒有害物质（如放射线、高温、铅、汞、苯、砷、农药等），避免密切接触宠物。（5）慎用药物，避免使用可能影响胎儿正常发育的药物。（6）改变不良的生活习惯（如吸烟、酗酒、吸毒等）及生活方式；避免高强度的工作、高噪音环境和家庭暴力。（7）保持心理健康，解除精神压力，预防孕期及产后心理问题的发生。

表1 孕期体质量增加范围的建议

孕前体质量分类	BMI（kg/m²）	孕期体质量增加范围（kg）
低体质量	<18.5	12.5～18.0
正常体质量	18.5～24.9	11.5～16.0
超重	25.0～29.9	7.0～11.5
肥胖	≥30.0	5.0～9.0

注：BMI 表示体质指数

2. 常规保健 （1）建立孕期保健手册。（2）仔细询问月经情况，确定孕周，推算预产期。（3）评估孕期高危因素。孕产史（特别是不良孕产史如流产、早产、死胎、死产史），生殖道手术史，有无胎儿畸形或幼儿智力低下，孕前准备情况，孕妇及配偶的家族史和遗传病史。注意有无妊娠合并症，如：慢性高血压、心脏病、糖尿病、肝肾疾病、系统性红斑狼疮、血液病、神经和精神疾病等，及时请相关学科会诊，不宜继续妊娠者应告知并及时终止妊娠；高危妊娠继续妊娠者，评估是否转诊。本次妊娠有无阴道出血，有无可能致畸的因素。（4）全面体格检查，包括心肺听诊，测量血压、体质量，计算 BMI；常规妇科检查（孕前3个月未查者）；胎心率测定（多普勒听诊，妊娠12周左右）。

3. 必查项目 （1）血常规；（2）尿常规；（3）血型（ABO 和 Rh 血型）；（4）肝功能；（5）肾功能；（6）空腹血糖水平；（7）HBsAg 筛查；（8）梅毒血清抗体筛查；（9）HIV 筛查；（10）地中海贫血筛查（广东、广西、海南、湖南、湖北、四川、重庆等地区）。（11）超声检查。在孕早期（妊娠6～8周）行超声检查，以确定是否为宫内妊娠及孕周、胎儿是否存活、胎儿数目、子宫附件情况。

4. 备查项目 （1）丙型肝炎（HCV）筛查。（2）抗 D 滴度检测（Rh 血型阴性者）。（3）75g OGTT（高危孕妇）。（4）甲状腺功能检测。（5）血清铁蛋白（血红蛋白 <110g/L 者）。（6）结核菌素（PPD）试验（高危孕妇）。（7）子宫颈细胞学检查（孕前12个月未检查者）。（8）子宫颈分泌物检测淋球菌和沙眼衣原体（高危孕妇或有症状者）。（9）细菌性阴道病（BV）的检测（有症状或早产史者）。（10）胎儿染色体非整倍体异常的孕早期（妊娠10～13周[+6]）母体血清学筛查［妊娠相关血浆蛋白 A（PAPP-A）和游离 β-hCG］。注意事项：空腹；超声检查确定孕周；确定抽血当天的体质量。（11）超声检查：妊娠11～13周[+6]测量胎儿颈部透明层（nuchal translucency，NT）的厚度；核定孕周；双胎妊娠还需确定绒毛膜性质。NT 的测量按照英国胎儿医学基金会标准进行（超声医师需要经过严格的训练并进行质量控制）。高危者，可考虑绒毛活检或羊膜腔穿刺检查。（12）绒毛穿刺取样术（妊娠10～13周[+6]，主要针对高危孕妇）。（13）心电图检查。

（二）妊娠 14~19 周 $^{+6}$ 产前检查

1. 健康教育及指导 （1）流产的认识和预防。（2）妊娠生理知识。（3）营养和生活方式的指导。（4）中孕期胎儿染色体非整倍体异常筛查的意义。（5）非贫血孕妇，如血清铁蛋白 <30μg/L，应补充元素铁 60mg/d；诊断明确的缺铁性贫血孕妇，应补充元素铁 100~200mg/d，具体参考中华医学会围产医学分会发布的《妊娠期铁缺乏和缺铁性贫血诊治指南》。（6）开始常规补充钙剂 0.6~1.5g/d。

2. 常规保健 （1）分析首次产前检查的结果。（2）询问阴道出血、饮食、运动情况。（3）体格检查，包括血压、体质量，评估孕妇体质量增加是否合理；子宫底高度；胎心率测定。

3. 必查项目 无。

4. 备查项目 （1）无创产前基因检测（non-invasive prenatal testing，NIPT）：NIPT 筛查的目标疾病为 3 种常见胎儿染色体非整倍体异常，即 21 三体综合征、18 三体综合征、13 三体综合征。适宜孕周为 12~22 周 $^{+6}$。具体参考国家卫计委发布的《孕妇外周血胎儿游离 DNA 产前筛查与诊断技术规范》。不适用人群为：①孕周 <12 周；②夫妇一方有明确的染色体异常；③1 年内接受过异体输血、移植手术、异体细胞治疗等；④胎儿超声检查提示有结构异常须进行产前诊断；⑤有基因遗传病家族史或提示胎儿罹患基因病高风险；⑥孕期合并恶性肿瘤；⑦医师认为有明显影响结果准确性的其他情形。NIPT 检测结果为阳性，应进行介入性产前诊断。NIPT 报告应当由产前诊断机构出具，并由副高以上职称并具备产前诊断资质的临床医师签署。NIPT 检测结果为阳性，应进行介入性产前诊断。（2）胎儿染色体非整倍体异常的中孕期母体血清学筛查（妊娠 15~20 周，最佳检测孕周为 16~18 周）。注意事项：同早孕期血清学筛查。（3）羊膜腔穿刺术检查胎儿染色体核型（妊娠 16~22 周），针对高危人群。

（三）妊娠 20~24 周产前检查

1. 健康教育及指导 （1）早产的认识和预防。（2）营养和生活方式的指导。（3）胎儿系统超声筛查的意义。

2. 常规保健 （1）询问胎动、阴道出血、饮食、运动情况。（2）体格检查同妊娠 14~19 周 $^{+6}$ 产前检查。

3. 必查项目 （1）胎儿系统超声筛查（妊娠 20~24 周），筛查胎儿的严重畸形。（2）血常规。（3）尿常规。

4. 备查项目 经阴道超声测量子宫颈长度，进行早产的预测。

（四）妊娠 25~28 周产前检查

1. 健康教育及指导 （1）早产的认识和预防。（2）妊娠期糖尿病（GDM）筛查的意义。

2. 常规保健 （1）询问胎动、阴道出血、宫缩、饮食、运动情况。（2）体格检查同妊娠 14~19 周 $^{+6}$ 产前检查。

3. 必查项目 （1）GDM 筛查。直接行 75g OGTT，其正常上限为：空腹血糖水平为 5.1mmol/L，1h 血糖水平为 10.0mmol/L，2h 血糖水平为 8.5mmol/L。孕妇具有 GDM 高危因素或者医疗资源缺乏的地区，建议妊娠 24～28 周首先检测空腹血糖（FPG）。具体参考中华医学会《妊娠合并糖尿病诊治指南（2014）》。（2）血常规、尿常规。

4. 备查项目　（1）抗 D 滴度检测（Rh 血型阴性者）。（2）子宫颈分泌物检测胎儿纤连蛋白（fFN）水平（子宫颈长度为 20～30mm 者）。

（五）妊娠 29～32 周产前检查

1. 健康教育及指导　（1）分娩方式指导。（2）开始注意胎动或计数胎动。（3）母乳喂养指导。（4）新生儿护理指导。

2. 常规保健　（1）询问胎动、阴道出血、宫缩、饮食、运动情况。（2）体格检查：同妊娠 14～19 周$^{+6}$产前检查；胎位检查。

3. 必查项目　（1）血常规、尿常规。（2）超声检查：胎儿生长发育情况、羊水量、胎位、胎盘位置等。

4. 备查项目　无。

（六）妊娠 33～36 周产前检查

1. 健康教育及指导　（1）分娩前生活方式的指导。（2）分娩相关知识（临产的症状、分娩方式指导、分娩镇痛）。（3）新生儿疾病筛查。（4）抑郁症的预防。

2. 常规保健　（1）询问胎动、阴道出血、宫缩、皮肤瘙痒、饮食、运动、分娩前准备情况。（2）体格检查同妊娠 30～32 周产前检查。

3. 必查项目　尿常规。

4. 备查项目　（1）妊娠 35～37 周 B 族链球菌（GBS）筛查：具有高危因素的孕妇（如合并糖尿病、前次妊娠出生的新生儿有 GBS 感染等），取直肠和阴道下 1/3 分泌物培养。（2）妊娠 32～34 周肝功能、血清胆汁酸检测［妊娠期肝内胆汁淤积症高发病率地区的孕妇］。（3）妊娠 32～34 周后可开始电子胎心监护［无应激试验（NST）检查（高危孕妇）］。（4）心电图复查（高危孕妇）。

（七）妊娠 37～41 周产前检查

1. 健康教育及指导　（1）分娩相关知识（临产的症状、分娩方式指导、分娩镇痛）。（2）新生儿免疫接种指导。（3）产褥期指导。（4）胎儿宫内情况的监护。（5）妊娠≥41 周，住院并引产。

2. 常规保健内容　（1）询问胎动、宫缩、见红等。（2）体格检查同妊娠 30～32 周产前检查。

3. 必查项目　（1）超声检查［评估胎儿大小、羊水量、胎盘成熟度、胎位，有条件可检测脐动脉收缩期峰值和舒张末期流速之比（S/D 比值）等］。（2）NST 检查（每周1 次）。

4. 备查项目　子宫颈检查及 Bishop 评分。

三、高龄孕妇的孕期保健

1. 仔细询问孕前病史，重点询问是否患有糖尿病、慢性高血压、肥胖、肾脏及心脏疾病等，询问既往生育史；本次妊娠是否为辅助生殖治疗受孕；两次妊娠的间隔时间；明确并记录高危因素。

2. 评估并告知高龄孕妇的妊娠风险，包括流产、胎儿染色体异常、胎儿畸形、妊娠期高血压疾病、GDM、胎儿生长受限（FGR）、早产和死胎等。

3. 规范补充叶酸或含叶酸的复合维生素；及时规范补充钙剂和铁剂，根据情况可考虑适当增加剂量。

4. 高龄孕妇是产前筛查和产前诊断的重点人群。重点检查项目包括：（1）妊娠 11 ~ 13 周$^{+6}$应行早孕期超声筛查：胎儿 NT、有无鼻骨缺如、NTD 等；（2）预产期年龄在 35 ~ 39 岁而且单纯年龄为高危因素，签署知情同意书可先行 NIPT 进行胎儿染色体非整倍体异常的筛查；预产期年龄≥40 岁的孕妇，建议绒毛穿刺取样术或羊膜腔穿刺术，进行胎儿染色体核型分析和（或）染色体微阵列分析（chromosomal microarray analysis，CMA）；（3）妊娠 20 ~ 24 周，行胎儿系统超声筛查和子宫颈长度测量；（4）重视 GDM 筛查、妊娠期高血压疾病和 FGR 的诊断。

5. 年龄≥40 岁的孕妇，应加强胎儿监护，妊娠 40 周前适时终止妊娠。

四、孕期不推荐常规检查的内容

1. 骨盆外测量：已有充分的证据表明骨盆外测量并不能预测产时头盆不称。因此，孕期不需要常规检行盆外测量。对于阴道分娩的孕妇，妊娠晚期可测定骨盆出口径线。

2. 弓形虫、巨细胞病毒和单纯疱疹病毒血清学筛查：目前，对这 3 种病原体没有成熟的筛查手段，孕妇血清学特异性抗体检测均不能确诊孕妇何时感染、胎儿是否受累以及有无远期后遗症，也不能依据孕妇的血清学筛查结果来决定是否需要终止妊娠。建议孕前筛查或孕期有针对性的筛查，不宜对所有的孕妇进行常规筛查，避免给孕妇带来心理的恐惧和不必要的干预。

3. 妊娠期 BV 筛查：妊娠期 BV 的发生率为 10% ~ 20%，与早产发生有关，早产高危孕妇可筛查 BV，但不宜针对所有孕妇进行常规 BV 筛查。

4. 子宫颈分泌物检测 fFN 及超声检查评估子宫颈：早产高危孕妇行这两项筛查的价值在于，阴性结果提示近期内无早产可能，从而减低不必要的干预。但是尚没有足够的证据支持对所有孕妇进行子宫颈分泌物 fFN 检测及超声子宫颈长度的评估。

5. 每次产前检查时行尿蛋白和血常规检查：不需要每次产前检查时进行尿蛋白和血常规检查，但妊娠期高血压疾病和妊娠期贫血的孕妇可反复进行尿蛋白和血常规检查。

6. 甲状腺功能筛查：孕妇甲状腺功能减退会影响儿童神经智能的发育。虽然有专家建议筛查所有孕妇的甲状腺功能（游离三碘甲状腺原氨酸、游离甲状腺素和促甲状腺素），但是目前尚没有足够的证据支持对所有孕妇进行甲状腺功能的筛查。孕期应保证充足的碘摄人。

7. 结核病筛查：目前尚没有足够的证据支持对所有孕妇进行结核病的筛查（包括 PPD 试验和胸部 X 线检查）。高危孕妇（结核病高发区、居住条件差、HIV 感染、药物成瘾者）可以在妊娠的任何时期进行结核病筛查。

本指南制定了速查表，便于临床医师使用时快速查阅，见表 2。

表2 孕前和孕期保健指南（2018）的速查表

内容	孕前保健（孕前3个月）	第1次检查（孕6~13周+6）	第2次检查（孕14~19周+6）	第3次检查（孕20~24周）	第4次检查（孕25~28周）	第5次检查（孕29~32周）	第6次检查（孕33~36周）	第7~11次检查（孕37~41周）
常规保健	1. 评估孕前高危因素 2. 全身体格检查 3. 血压、体质量与体质指数 4. 妇科检查	1. 建立孕期保健手册 2. 确定孕周、推算预产期 3. 评估孕期高危因素 4. 血压、体质量与体质指数 5. 妇科检查 6. 胎心率（孕12周左右）	1. 分析首次产前检查的结果 2. 血压、体质量 3. 宫底高度 4. 胎心率	1. 血压、体质量 2. 宫底高度 3. 胎心率	1. 血压、体质量 2. 宫底高度 3. 胎心率	1. 血压、体质量 2. 宫底高度 3. 胎心率 4. 胎位	1. 血压、体质量 2. 宫底高度 3. 胎心率 4. 胎位	1. 血压、体质量 2. 宫底高度 3. 胎心率 4. 胎位
必查项目	1. 血常规 2. 尿常规 3. 血型（ABO和Rh血型） 4. 空腹血糖水平 5. 肝功能 6. 肾功能 7. HBsAg筛查 8. 梅毒血清抗体筛查 9. HIV筛查 10. 地中海贫血筛查	1. 血常规 2. 尿常规 3. 血型（ABO和Rh血型） 4. 空腹血糖水平 5. 肝功能 6. 肾功能 7. HBsAg筛查 8. 梅毒血清抗体筛查 9. HIV筛查 10. 地中海贫血筛查 11. 早孕期超声检查（确定宫内妊娠和孕周）	无	1. 胎儿系统超声筛查（孕20~24周） 2. 血常规 3. 尿常规	1. 75g OGTT 2. 血常规 3. 尿常规	1. 产科超声检查 2. 血常规 3. 尿常规	尿常规	1. 产科超声检查 2. NST检查（每周1次）
备查项目	1. 子宫颈细胞学检查 2. TORCH筛查 3. 子宫颈分泌物检测淋球菌和沙眼衣原体 4. 甲状腺功能检测 5. 75g OGTT（高危妇女） 6. 血脂检查 7. 妇科超声检查 8. 心电图 9. 胸部X线	1. HCV筛查 2. 抗D滴度（Rh血型阴性者） 3. 75g OGTT（高危妇女） 4. 甲状腺功能检测 5. 结核菌素（PPD）试验 6. 子宫颈细胞学检查（孕前12个月未检查者） 7. 子宫颈分泌物检测淋球菌和沙眼衣原体 8. 细菌性阴道病的检测 9. 孕早期胎儿染色体非整倍体母体血清学筛查（孕10~13周+6） 10. 孕11~13周+6超声检查（测量胎儿NT厚度）	1. NIPT（孕12~22周+6） 2. 孕中期胎儿染色体非整倍体母体血清学筛查（孕15~20周） 3. 胎儿染色体核型检查（孕16~22周）	经阴道超声测量子宫颈长度（早产高危者）	1. 抗D滴度复查（Rh血型阴性者） 2. 子宫颈分泌物fFN检测（子宫颈长度为20~30mm者）	无	1. GBS筛查（孕35~37周） 2. 肝功能、血清胆汁酸检测（孕32~34周，怀疑ICP孕妇） 3. NST检查（孕32~34孕周以后） 4. 心电图复查（高危者）	子宫颈检查（Bishop评分）

续表

内容	孕前保健（孕前3个月）	第1次检查（孕6~13周⁺⁶）	第2次检查（孕14~19周⁺⁶）	第3次检查（孕20~24周）	第4次检查（孕25~28周）	第5次检查（孕29~32周）	第6次检查（孕33~36周）	第7~11次检查（孕37~41周）
健康教育及指导	1. 合理营养，控制体质量 2. 有遗传病、慢性疾病和传染病而准备妊娠的妇女，应孕前以评估妊娠的并发症 3. 合理用药 4. 避免接触有毒有害物和宠物 5. 改变不良生活方式；避免高强度噪音环境和家庭暴力 6. 保持心理健康 7. 合理选择运动方式 8. 补充叶酸0.4~0.8mg/d或经循证医学验证的含叶酸的复合维生素	1. 流产的认识和预防 2. 营养和生活方式的指导 3. 避免接触有毒有害物质和宠物 4. 慎用药物 5. 改变不良生活方式，避免高噪音、高强度的工作，高噪音环境和家庭暴力 6. 保持心理健康 7. 至3个月，有条件者可继续服用含叶酸的复合维生素	1. 流产的认识和预防知识 2. 妊娠生理知识 3. 营养和生活方式的指导 4. 孕中期胎儿染色体非整倍体筛查的意义 5. 非贫血孕妇，如血清铁蛋白<30μg/L，应补充无元素铁60mg/d；诊断明确的缺铁性贫血孕妇，应补充元素铁100~200mg/d 6. 开始常规补充钙剂0.6~1.5g/d	1. 早产的认识和预防 2. 营养和生活方式的指导 3. 胎儿系统超声筛查的意义	1. 早产的认识和预防 2. 妊娠期糖尿病筛查的意义	1. 分娩方式指导 2. 开始注意胎动 3. 母乳喂养指导 4. 新生儿护理指导	1. 分娩前生活方式的指导 2. 分娩相关知识 3. 新生儿疾病筛查 4. 抑郁症的预防	1. 分娩相关知识 2. 新生儿免疫接种 3. 产褥期指导 4. 胎儿宫内情况的监护 5. 孕≥41周，住院并引产

注：OGTT表示口服葡萄糖耐量试验；HCV表示丙型肝炎病毒；NIPT表示无创产前基因检测；NT表示颈部透明层；GBS表示B族链球菌；ICP表示妊娠期肝内胆汁淤积症；IFN表示胎儿纤连蛋白；NST表示无应激试验

参考答案

项目一　孕前准备

任务一　优生指导

1. C　2. D　3. E　4. C

任务二　孕前检查及解析

1. D　2. E　3. A

任务三　孕前保健指导

1. A　2. B　3. D

项目二　孕期管理

任务一　孕产期检查及解析

1. D　2. C　3. D　4. A

任务二　孕产期用药指导

1. B　2. E　3. C　4. A

任务三　高危妊娠的主要筛查方法与管理措施

1. C　2. ABCDE　3. ABCDE　4. ABCD

任务四　妊娠期感染性疾病

1. D　2. B　3. A　4. D　5. A　6. C　7. D　8. B　9. ABCD　10. ABDE　11. ABCDE

项目三　分娩期第一产程的处理技术

任务一　分娩镇痛

1. E　2. B　3. E　4. E　5. C

任务二　自由体位待产与导乐陪伴

1. B　2. C　3. D　4. C　5. B

任务三　缩宫素的应用

1. D　2. E　3. B　4. C　5. C

任务四　产科检查及操作

1. E　2. B　3. D　4. B　5. E

项目四　分娩期第二产程的处理技术

任务一　自由体位分娩

1. C　2. A　3. D　4. D　5. C

任务二　胎头旋转术

1. E　2. B　3. E　4. A　5. D

任务三　阴道助产技术

1. A　2. B　3. ABCDE

项目五　分娩期第三产程的处理技术

任务一　常见胎盘异常及处理

1. E　2. C　3. D　4. E

任务二　软产道损伤及处理

1. E　2. C　3. D　4. E

项目六　产科急救

任务一　产后出血

1. D　2. C　3. C　4. A　5. D

任务二　肩难产

1. C　2. E　3. A　4. A　5. A

任务三　子宫内翻

1. E　2. E　3. D　4. C　5. ABCDE

任务四　羊水栓塞

1. D　2. C　3. A　4. A　5. ABCD

任务五　产科其他常见急救病症

1. B　2. C　3. D　4. C　5. A　6. A　7. A　8. A　9. D　10. A　11. A　12. C　13. C
14. B　15. C　16. B　17. D　18. A　19. C　20. B

项目七　新生儿的处理

任务一　新生儿出生后即时处理

1. A　2. D　3. B　4. B　5. B

任务二　新生儿出生异常

1. C　2. C　3. A　4. B　5. ABCD　6. ABCDE

项目八　产后康复指导

任务二　产后盆底康复

1. B　2. E　3. A

参考文献

[1] 漆洪波，杨慧霞．孕前和孕期保健指南（2018）［J］．中华围产医学杂志，2018，21（3）：145-152.

[2] 邓鼎森，于全勇．遗传与优生［M］．北京：人民卫生出版社，2015.

[3] 常青，刘兴会，邓黎．助产理论与实践［M］．北京：人民军医出版社，2014.

[4] 曹泽毅．中华妇产科学［M］．3版．北京：人民卫生出版社，2014.

[5] 冷欣颖，邹华春，付雷雯，等.2021年美国CDC梅毒诊疗指南注意事项读解［J］．皮肤性病诊疗学杂志，2022，29（01）：57-63.

[6] 中国疾病预防控制中心性病控制中心，中华医学会皮肤性病学分会性病学组，中国医师协会皮肤科医师分会性病亚专业委员会．梅毒、淋病和生殖道沙眼衣原体感染诊疗指南（2020年）［J］．中华皮肤科杂志，2020，53（3）：169-179.

[7] 中华医学会感染病学分会艾滋病丙型肝炎学组，中国疾病预防控制中心．中国艾滋病诊疗指南（2021年版）［J］．协和医学杂志，2022，13（02）：203-226.

[8] 中国疾病预防控制中心性病艾滋病预防控制中心．国家免费艾滋病抗病毒药物治疗手册［M］.3版．北京：人民卫生出版社，2016.

[9] 刘兴会，漆洪波．难产［M］.2版．北京：人民卫生出版社，2021.

[10] 余艳红，杨慧霞．助产学［M］.2版．北京：人民卫生出版社，2023.

[11] 沈晓凤，姚尚龙．分娩镇专家共识（2016版）［J］．临床麻醉学杂志，2016，32（08）：816-818.

[12] 段然，漆洪波．"WHO-产时管理改进分娩体验（2018）"第一产程相关推荐的解读［J］．中国实用妇与产科杂志，2019，35（04）：431-434.

[13] 屠凤鸣，罗丽波，王培红，等．足月妊娠催产素滴注引产产程管理最佳证据总结［J］．中国实用护理杂志，2022，38（33）：2600-2606.

[14] 汝萍，刘铭．缩宫素在催引产中的规范化应用［J］．中国实用妇科与产科杂志，2021，37（9）：907-911.

[15] 贾小燕，漆洪波.WHO"产时管理改进分娩体验"关于第二、三产程的推荐建议［J］．中国实用妇科与产科杂志，2019，35（05）：547-550.

[16] 谢幸，孔北华，段涛．妇产科学［M］.9版．北京：人民卫生出版社，2018.

[17] 杨小玉，柳韦华．助产学［M］．北京：中国医药科技出版社，2018.

[18] 曹皓宁，刘兴会，吴琳.2022年FIGO产后出血指南解读［J］．实用妇产科杂志，2023，39（03）：188-191.

[19] 陈红，陈真，漆洪波.2022年国际妇产科联盟《产后出血管理指南》解读［J］．中国实用妇科与产科杂志，2022，38（11）：1116-1119.

[20] 李健鑫，陈真，漆洪波．加拿大妇产科医师学会《产后出血和失血性休克（2022）》

指南解读 [J]. 中国实用妇科与产科杂志, 2023, 39 (06): 633 - 638.

[21] 付晶, 李雪兰. 肩难产和臂丛神经损伤的早期识别和防治 [J]. 中国实用妇科与产科杂志, 2022, 38 (08): 795 - 798.

[22] 杨飞燕, 吴巧珠, 苏丹等. 肩难产产妇不同体位分娩方式对分娩结局的影响 [J]. 中国计划生育学杂志, 2022, 30 (04): 936 - 939.

[23] 常青, 阎萍, 董晓静. 助产技能与产科急救 [M]. 郑州: 河南科学技术出版社, 2020.

[24] 卢根娣, 席淑华, 叶志霞. 急危重症护理学 [J]. 第二军医大学出版社, 2013.

[25] 张玉侠, 胡晓静, 陈建军. 实用新生儿护理学 [M]. 北京: 人民卫生出版社, 2015.

[26] 虞人杰, 马艺, 王丹华, 等. 新生儿复苏教程 [M]. 北京: 人民卫生出版社, 2012.

[27] 中国医师协会新生儿科医师分会, 中国医院协会妇产医院管理分会围产医学学组, 中国妇幼保健协会新生儿保健专业委员会. 极早产儿产房过渡期管理专家共识 [J]. 中华围产医学杂志, 2022, 25 (6): 401 - 411.

[28] 北京大学第一医院妇产科, 世界卫生组织妇儿保健研究培训合作中心, 北京大学妇儿保健中心, 等. 剖宫产术新生儿早期基本保健技术临床实施建议 [J]. 中华围产医学杂志, 2022, 25 (2): 81 - 87.

[29] 中国新生儿复苏项目专家组, 中华医学会围产医学分会新生儿复苏学组. 中国新生儿复苏指南 (2021 年修订) [J]. 中华围产医学杂志, 2022, 25 (1): 4 - 12.

[30] 中华医学会围产医学分会, 中华医学会妇产科学分会产科学组, 中华护理学会产科护理专业委员会, 等. 中国新生儿早期基本保健技术专家共识 (2020) [J]. 中华围产医学杂志, 2020, 23 (7): 433 - 440.

[31] 唐宇平, 韩欢, 应豪. "2019 SOGC 临床实践指南: 硫酸镁对胎儿的神经保护作用" 解读 [J]. 国际妇产科学杂志, 2019, 46 (04): 440 - 443.

[32] 中华预防医学会妇女保健分会. 产后保健服务指南 [J]. 中国妇幼健康研究, 2021, 32 (6): 767 - 781.

[33] 中华医学会超声医学分会妇产超声学组. 盆底超声检查中国专家共识 (2022 版) [J]. 中华超声影像学杂志, 2022, 31 (3): 185 - 191.

[34] 马乐, 刘娟, 李环, 等. 产后盆底康复流程第一部分——产后盆底康复意义及基本原则 [J]. 中国实用妇科与产科杂志, 2015, 31 (04): 314 - 321.

[35] 刘娟, 葛环, 李环, 等. 产后盆底康复流程第二部分: 康复评估——病史收集、盆底组织损伤及盆底功能评估 [J]. 中国实用妇科与产科杂志, 2015, 31 (05): 426 - 432.

[36] 李环, 龙腾飞, 李丹彦, 等. 产后盆底康复流程第三部分——产后盆底康复措施及实施方案 [J]. 中国实用妇科与产科杂志, 2015, 31 (06): 522 - 529.

[37] JANIER M, UNEMO M, DUPIN N, et al. 2020 European guideline on the management of syphilis [J]. J Eur AcadDermatol Venereol, 2021, 35 (3): 574 - 588.